Prof. Martin Kostelka

HERZENS ANGELEGENHEIT

Prof. Martin Kostelka

HERZENS ANGELEGENHEIT

Ein Kinderherzchirurg über die große Verantwortung für kleine Herzen

riva

Bibliografische Information der Deutschen Nationalbibliothek
Die Deutsche Nationalbibliothek verzeichnet diese Publikation in der Deutschen Nationalbibliografie. Detaillierte bibliografische Daten sind im Internet über https://dnb.de abrufbar.

Für Fragen und Anregungen
info@m-vg.de

Wichtiger Hinweis
Ausschließlich zum Zweck der besseren Lesbarkeit wurde auf eine genderspezifische Schreibweise sowie eine Mehrfachbezeichnung verzichtet. Alle personenbezogenen Bezeichnungen sind somit geschlechtsneutral zu verstehen.

Originalausgabe
1. Auflage 2026

Türkenstraße 89
80799 München
Tel.: 089 651285-0

Redaktion: Ulrike Reinen
Umschlaggestaltung: Sabrina Pronold
Umschlagabbildung: AdobeStock/jingzhe, Shutterstock/lycreative.id, Sabine Meier
Layout und Satz: Bernadett Limmer (schere.style.papier), München
Druck: GGP Media GmbH, Pößneck
Printed in the EU

ISBN Print 978-3-7423-2816-8
ISBN E-Book (EPUB, Mobi) 978-3-7453-2588-1

INHALT

Prolog 7

TEIL 1 – Ohne Fleiß kein Preis 11

Meine erste nahe Begegnung mit dem Tod 12
Sport: das beste Mittel für mentale Stärke 16
Warum Routine nie Routine werden darf – Andrés Fall 18
Ein Doppelleben zwischen Terrassen- und OP-Tisch – Jans Fall 28

TEIL 2 – Was dich nicht umbringt, macht dich stärker 37

Viel Arbeit und eine Prise Glück – Thomas' Fall 38
Zuschauen, aufschreiben, anpassen 53
Wenn die Intensivstation zum OP-Saal wird – Liams Fall 55
Stress, Sights und Shakespeare 59
Ein Schulmediziner bei der Energietherapie 62
Boston, ich komme! 65
Amerika, die Zweite 72
Mit dem Auto durch die Wand – zwei aufsehenerregende Fälle 75

TEIL 3 – Jeder ist seines Glückes Schmied 81

Kuwait kann warten 82
Zeit des Widerstands und Wandels 88
Falsch verkabelt – Markus' Fall 91
Wenn aus einem Eingriff sieben werden – Nils' Fall 100
Entwarnung auf der Autobahn – Sandras Fall 113

TEIL 4 – Ende gut, alles gut 127

Ein Herz im Handwagen – Vincents Fall 128
Kleines Herz, große Sorgen – Helenas Fall 139
Ein kleines Kämpferherz – Annas Fall 152
Quatsch machen gegen die Angst – Emilyas Fall 163
Kehrtwende zurück ins Leben – Vassilis Fall 176
Über das Sterben 188
Kämpfer mit Komplikationen – Tims Fall 200
Neue Wege wagen – Mias Fall 208
Unglaubliche Rettung – Maries Fall 218
Warum mein Theater einen Tisch hat, keine Bühne 225

Glossar 229
Über den Autor 233

PROLOG

Den Begriff »Herz« verbinden die meisten Nichtmediziner wohl mit dem roten, zu zwei gleichmäßigen Bogen und einer Spitze geschwungenen Symbol, das Spielkarten ziert, als Logo von Hilfsorganisationen dient und am Valentinstag in Schaufenstern, auf Pralinenschachteln und auf Karten prangt. Das rote Herz steht für Güte, für Liebe und Empathie. Vermutlich entstand es im Mittelalter aus dem altgriechischen Symbol für Liebe, dem Efeublatt, das kurzerhand rot eingefärbt wurde. Rot galt als edel. Es war die Farbe des Adels, der Kardinäle und des Blutes Christi, der laut Bibel mit seinem Tod den Menschen den ultimativen Liebesdienst erwiesen hat.

Das biologische menschliche Herz hat mit dieser Darstellung optisch nicht viel gemein. Es sieht eher aus wie ein großer Pfirsich, ist innen hohl und in etwa so groß wie die Faust des Menschen, in dessen Brustkorb es schlägt. Das Herz ist beides, Organ und Muskel, und obwohl man von zwei Hälften spricht, ist das Herz nicht symmetrisch. Die linke Herzhälfte ist größer und muskelstärker, denn sie trägt die Hauptlast und pumpt sauerstoffreiches Blut durch den gesamten Körper. Die kleinere rechte Hälfte leitet sauerstoffarmes Blut zur Lunge, um es dort mit Sauerstoff anreichern zu lassen.

Jede Hälfte setzt sich aus zwei Herzkammern zusammen: je einer kleinen oben, die Vorhof heißt, und einer großen darunter, der Ventrikel-Pumpkammer. Die beiden Seiten trennt eine Scheidewand aus Bindegewebe und Muskeln – das Septum. Dessen Aufgabe ist es, das sauerstoffarme Blut in der rechten Herzhälfte vom sauerstoffreichen Blut in der linken zu trennen.

Damit der Sauerstoffkreislauf funktioniert, braucht das Herz verschiedene Gefäße: die obere und untere Hohlvene zum Beispiel, die sauerstoffarmes Blut vom Ober- und Unterkörper zum Herz leiten; die Lungenschlagader oder Pulmonalarterie, die sauerstoffarmes Blut zum Anreichern in die Lunge transportiert; die Aorta beziehungsweise Hauptschlagader, durch die sauerstoffreiches Blut in den Körperkreislauf gepumpt wird; und die Herzkranzgefäße, die direkt auf dem Herzmuskel verlaufen und ihn mit Nährstoffen und Sauerstoff versorgen. Vier Herzklappen, die wie Ventile funktionieren, passen auf, dass das Blut geordnet zwischen den Binnenräumen des Herzens und den Blutgefäßen ein- und ausfließt. Das typische »Dubdub« des Herzschlags entsteht, wenn sich diese Klappen rhythmisch schließen. Es gibt Zellen, die den Herzmuskel zusammenziehen, den Sinusknoten, der den Impuls für den Herzschlag gibt, und spezielle Nervenbahnen, die diese elektrischen Potenziale weiterleiten.

Jeder Herzschlag ist ein komplexes Zusammenspiel, das unter schwersten Bedingungen funktionieren muss. Ohne Pause, 60 bis 80 Mal pro Minute, schlägt es bei einem Erwachsenen im Ruhezustand jeden Tag etwa 100 000 Mal und circa 37 Millionen Mal pro Jahr. Etwa 80 Lebensjahre lang. Das schafft kein Automotor – und ich habe in meinem Leben viele Autos besessen.

Unser Herz ist stark. Aber es ist auch sensibel. Fast jede Emotion betrifft auch das Herz: Es schlägt schneller, wenn wir aufgeregt, wütend oder ängstlich sind. Es pocht langsamer, wenn wir uns entspannen, und es scheint einen kurzen Moment auszusetzen, wenn wir uns erschrecken.

Das Herz ist so besonders, dass es lange als Quelle der menschlichen Gefühle galt. Und noch immer wird es als Metapher für emotionale Intelligenz verwendet – für die Fähigkeit, mit Gefühl zu denken, sich seiner Emotionen bewusst zu sein und sie zu steuern. Unserem Herz wird hier ein Bewusstsein zugeschrieben, eine Art Klugheit.

Auch wenn das schön klingt, kann ich mich damit ehrlich gesagt nicht so recht anfreunden. Das Herz ist nicht das Gehirn. Es hat keine sensorischen Felder, die Sinneseindrücke verarbeiten. Keine motorischen Bereiche, die Bewegungen koordinieren, keine Gedankenfelder, die uns denken und erinnern lassen, keine Abschnitte, die steuern, ob wir uns fürchten, wütend werden oder freuen. Das Herz ist unser Motor, ein Lebensantriebselement. Ist das Gehirn nicht gesund, sind wir vielleicht nicht (mehr) der Mensch, der wir mal waren oder hätten sein können. Ist das Herz nicht gesund, sind wir im schlimmsten Fall gar nicht mehr. Ohne Herzschlag sterben wir.

Das Herz ist das erste Organ, das sich beim Embryo im Mutterleib entwickelt. Walnussklein und etwa 20 Gramm leicht ist es bei der Geburt, muss aber 160 Schläge pro Minute, 230 400 pro Tag aushalten. Das schafft es nur, wenn es gesund ist. Und dafür, dass es gesund ist, darf ich seit nun fast 40 Jahren sorgen. Ich darf kleinsten Kindern ins Leben helfen, ich darf die Natur dabei unterstützen, Leben zu schaffen. Mehr als 10 000 Kinderherzen habe ich bisher operiert. Darunter waren etwa 9000 große Operationen und circa 1000 kleinere Nachoperationen, beispielsweise korrigierende Thoraxrevisionen (bei Blutungen im Bereich des Brustkorbs), Hämatomausräumungen (um Blutansammlungen abzulassen, die auf Organe beziehungsweise Gewebe drücken) und sekundäre Thoraxverschlüsse (wenn wir den Brustkorb in der Operation zur Stabilisierung zuerst offen lassen mussten, etwa aufgrund von Organschwellungen oder Infektionen). Dabei habe ich vieles erlebt und gesehen: Schönes, Ungewöhnliches und Bestürzendes. In Teil 3 und 4 dieses Buches schildere ich einige besonders schwere und komplexe Fälle aus meiner Zeit am Kinderherzzentrum in Leipzig, die glücklicherweise jedoch auch höchstens zehn Prozent der Operationen ausmachen.

Ich kenne die Standardoperationen in- und auswendig, habe unzählige Stunden am OP-Tisch verbracht. Und ich habe meine eigenen Protokolle entwickelt: für den Operationsablauf, die Kanülenauswahl für den Anschluss der Herz-Lungen-Maschine, die Volumenzusammensetzung für das Befüllen der Maschine, für den Grad der Abkühlung des Körpers sowie für die Menge und den Zeitabstand der Kardioplegiegabe – das ist die Lösung, die das Herz zum Stillstand bringt –, und all das bei jedem herzchirurgischen Eingriff individuell angepasst an Diagnose, Alter und Gewicht der kleinen Patienten.

Zweifelsohne bin ich extrem erfahren. Das Herz ist mein Arbeitsplatz. Nicht immer ein erfreulicher und oft ein schwieriger. Doch der Moment, wenn dieser winzige Motor nach einer Operation wieder anspringt und selbstständig schlägt, ist jedes Mal überwältigend. Das Herz ist eine Naturgewalt, ein Wunderwerk, in das ich mich über die Jahre verliebt habe – und deshalb ist dieser Beruf ganz klar auch meine Berufung, meine Mission.

TEIL 1

Ohne Fleiß kein Preis

2013 veröffentlichte das Magazin *DER SPIEGEL* eine satirische Typologie der Ärztezunft.[1] Über den Kardiologen, den »König der Herzen«, war da zu lesen: »Er arbeitet im Zentrum allen Seins, greift in den natürlichen Lauf der Dinge ein. (…) Dass Kardiologen was Besseres sind, zeigen sie auch in ihrem Freizeitgebaren: Sie spielen typischerweise Tennis (…). Sie sind, wenn man so will, die Jurastudenten unter den Ärzten.« Die Redaktion selbst bezeichnete die Typologie als »natürlich total unfair«. Ich muss jedoch sagen: Für meinen Teil lag sie in manchen Dingen gar nicht so daneben. Doch bis ich es vom Tennisplatz in den OP schaffte und am wichtigsten menschlichen Organ arbeiten durfte, brauchte es viele Jahre – sowie das geduldige Üben der weniger komplexen Eingriffe, von denen im Folgenden einige aufgezeigt werden und die eine Basis für alle weiteren Operationstechniken bilden.

1 Dennis Ballwieser und Anne Haeming: »Vorurteile unter Ärzten: Ich, Halbgott«, *DER SPIEGEL*, 21. Januar 2013, https://www.spiegel.de/karriere/vorurteile-unter-aerzten-so-lacht-der-mediziner-a-877449.html

Meine erste nahe Begegnung mit dem Tod

Haben Sie schon einmal einen Menschen sterben sehen? Wenn das Herz versagt, zieht sich das Leben nach und nach zurück. Erst werden die Extremitäten grau, die Füße, Beine, Arme und Hände. Dann das Gesicht. Der Atem verlangsamt sich, geht flach und rasselnd. Der Körper wirkt angespannt und schlaff zugleich. Nacheinander stellen die Organe die Arbeit ein.

Ich war 17, als mein Onkel nach der Hochzeit seiner Tochter kollabierte. Ein Herzinfarkt. Die Feier hatte in der südmährischen Stadt Brünn in der damaligen Tschechoslowakei stattgefunden. Wir hatten geredet, gelacht und auf das Brautpaar angestoßen. Mir hatte die Feier bisher gut gefallen, auch wenn mir das Armdrücken etwas Sorge bereitete. Mein Onkel und ich maßen uns oft darin, spielerisch, aber doch mit einem gewissen Ehrgeiz. So auch heute. Mein Onkel hatte ordentlich Kraft, und bisher war es ihm immer gelungen, meinen Arm früher oder später auf die Tischplatte zu drücken. Egal, wie sehr ich mich wehrte, er gewann jedes Mal. Nicht aber an diesem Tag. Auf der Hochzeit meiner Cousine schaffte ich es tatsächlich, ihn zu besiegen. Ich war verwirrt: Hatte er das absichtlich gemacht? Hatte er nicht mehr so viel Kraft wie früher? Doch im allgemeinen Hochzeitstrubel verzogen sich diese Gedanken schon bald ganz weit nach hinten in meinem Kopf.

Nach den Feierlichkeiten in Brünn fuhr die ganze Gesellschaft ins 70 Kilometer entfernte Pohora. Dort, auf einem ehemaligen Bauernhof, einem riesigen Gebäude, wollten wir weiterfeiern. Im Freien, bei einem opulenten Mittagessen. Mein Onkel, grundsätzlich mit ordentlichem Appetit gesegnet, legte bald schon das Besteck neben seinen Teller und erklärte: »Ich kann nichts mehr essen. Ich fühle mich nicht wohl. Tut mir leid.« Auch hier flackerte bei mir kurze Sorge auf. Aber vermutlich hatte er es einfach mit dem Sekt übertrieben oder etwas Falsches zu sich genommen. Vielleicht waren ihm auch der Hochzeitstrubel und die Nervosität aufgrund seiner Rolle als Brautvater auf den Magen geschlagen. Trotzdem: Schade um das gute Festmahl. Der Spaziergang, den wir in einer kleinen Gruppe nach dem Essen machen wollten, würde ihm bestimmt guttun, dachte ich. Wie sehr ich mich doch irren sollte.

Denn als wir so durch den nahe gelegenen Wald marschierten, fiel mein Onkel plötzlich um. Kein Stöhnen, kein Sich-an-die-Brust-Greifen, wie man es sich vielleicht vorstellen würde. Er brach einfach zusammen. Zwar war er noch bei Bewusstsein, konnte sich jedoch nicht mehr bewegen. Es musste eine Trage her, etwas, mit dem wir ihn zurücktransportieren konnten. Immerhin waren wir gut zwei Kilometer vom Haus entfernt. Ich rannte mit ein paar anderen los, um eine Liege zu besorgen, und wir riefen auch gleich den Rettungswagen. Doch so weit draußen, wie wir waren, dauerte es eine ganze Stunde, bis der in den Hof fuhr … nur um festzustellen, dass er nicht die passende Ausrüstung an Bord hatte. Es war 1976, tief in der tschechischen Provinz, da war es noch nicht üblich, ein EKG (Elektrokardiogramm) und dergleichen standardmäßig mitzuführen. Also wurde ein anderer Wagen angefordert, der wieder mindestens eine Stunde brauchen würde. »Das ist zu spät. Das ist zu spät«, hämmerte es in meinem Kopf. Ich sollte recht behalten. Der Infarkt war so heftig, dass auch der besser ausgerüstete Krankenwagen nichts mehr ausrichten konnte.

Mein Onkel, gerade so noch bei Bewusstsein, ließ kaum jemanden ins Zimmer. Mein Vater durfte zu ihm, sein Bruder, und die erste Frau meines Onkels. Ich schlüpfte ab und zu ebenfalls hinein, um meinen Vater zu unterstützen, der sehr litt. Es war eine schwer zu ertragende Situation. Mein Onkel, sein Bruder, war nur zwei Jahre jünger als mein Vater und kämpfte gegen den Tod. Wir konnten nichts tun außer zusehen, wie er Abschied von uns und vom Leben nehmen musste. Es hat lange gedauert, bis es vorbei war. Drei Stunden, vielleicht etwas länger. Die letzte Stunde war er bewusstlos. Die beiden davor hatte er Angst. Todesangst.

Da er so plötzlich verstorben war, wurde eine Autopsie durchgeführt. Das war damals üblich. Dabei stellte sich heraus, dass er bereits vor einiger Zeit einen ersten Herzinfarkt erlitten hatte. Einen kleineren, aber einen, der ihn beträchtlich geschwächt hatte. Ihn, der seinem Körper durch starkes Rauchen, einen hohen Blutdruck und eine unbehandelte Diabeteserkrankung ohnehin schon einiges zugemutet hatte. Ich weiß nicht, ob er den ersten Infarkt als solchen wahrgenommen hatte. Ich weiß nur, dass er nicht zum Arzt ging. Ob aus Dickköpfigkeit oder weil er die Hochzeit nicht verderben wollte – oder ein bisschen von beidem, lässt sich heute nicht mehr sagen. Er hat sich geopfert, wenn man so will.

Der Tod meines Onkels war eine Katastrophe. Für meine Cousine, für meine Tante, für die ganze Familie. Das Elend meiner Cousine Lea, die den Vater unter so tragischen Umständen während der Hochzeitsfeier verloren hat, sollte sich neun Jahre später noch fortsetzen. Bei ihrem einzigen Kind, ihrer Tochter Sarka, wurde eine bakterielle Nierenschädigung festgestellt, als sie neun Jahre alt war. Fünf Jahre lang musste sie dreimal pro Woche zur Dialyse, um ihr Blut reinigen zu lassen. Als sich ein Spenderorgan fand, da war Sarka 15 Jahre alt, war die Motol-Universitätsklinik in Prag, wo ich zu dieser Zeit arbeitete, die einzige, die Nierentransplantationen bei Kindern vornahm. Auch das Kinderherzzentrum war involviert. Und so kam es, dass ich meinem Kollegen Dr. Spatenka bei Sarkas Operation assistierte. Sie ist heute 46 Jahre, selbstständige Unternehmerin, und ihre Niere arbeitet seit 32 Jahren einwandfrei. Eine Seltenheit.

Damals, als Sarka noch nicht geboren und Leas Vater gerade verstorben war, wurden die Feierlaune und das Glück der frisch Vermählten von Schock, Trauer und Fassungslosigkeit verschluckt.

Ich habe einige Zeit gebraucht, um zu begreifen, was da passiert war – wenn man so etwas überhaupt jemals ganz begreifen kann. Wie jemand, mit dem man gerade noch Armdrücken gemacht hat, eine Adrenalinspritze ins Herz gerammt bekommt – und die rein gar nichts hilft. Wie ein Mensch, den man gekannt und geliebt hat, langsam vor den eigenen Augen verschwindet.

Doch so dramatisch dieses Ereignis auch war, für mich war es die Weiche, die mich in meinen heutigen Beruf geleitet hat. Nie wieder wollte ich mich so hilflos fühlen und tatenlos zusehen müssen, wie ein Leben vor meinen Augen zu Ende geht. Ich wollte wenigstens die Chance haben – und die Fähigkeiten –, dem Tod etwas entgegenzusetzen. Ich wollte den menschlichen Körper verstehen, um ihm zur Seite zu springen, wenn er ein Problem hat, das er allein nicht lösen kann. An diesem Tag, in jenem Bauernhaus, etwa 200 Kilometer entfernt von meiner Heimatstadt Prag, fiel mein Entschluss, Medizin zu studieren.

Sport: das beste Mittel für mentale Stärke

Die Medizin war ein Feld, mit dem ich bis zum Tod meines Onkels keinerlei Berührungspunkte gehabt hatte. Mein Vater war Schauspieler, meine Mutter Lehrerin. Ich selbst ging aufs Gymnasium Přípotoční in Prag. Dort war Sport ein elementarer Bestandteil des Stundenplans – und mein Weg auf eine Karriere im Tennis ausgelegt. Es war die Sportart, an der ich hängen geblieben war, nachdem ich so ziemlich alles, von Eishockey über Athletik, Hand- und Basketball bis hin zu Gymnastik ausprobiert hatte. Wobei ich bei Letzterer eher durch fast komödiantische Ungeschicktheit auffiel als durch koordinatives Talent.

Anders beim Tennis. Da schaffte ich es bis in die Juniorenliga, trainierte vor und nach dem Schulunterricht und mein Vater investierte sehr viel Geld in Privattrainer. Zweimal stand ich in Turnieren Ivan Lendl gegenüber, der ein paar Jahre nach unseren Begegnungen ein Profi werden und unter anderem acht Grand-Slam-Einzeltitel gewinnen sollte. Beide Male verlor ich krachend gegen ihn, mit 2:6 und 3:6 in dem einen Match beziehungsweise mit 4:6 und 5:7 im anderen. Im Gegensatz zu Lendl, der ganz genau zu wissen schien, was er wollte und was er dafür tun musste, merkte ich, dass ich in Bezug auf mein Tennisspiel nicht so richtig weiterkam. Natürlich wäre ich gern Profi geworden – genau wie ich auch gern Schauspieler geworden wäre, was mein Vater mir aber nach ein paar kleineren Rollen ausredete. Jugendträume eben. Vielleicht hätte ich auf dem Tennisplatz, anders als auf der Theaterbühne, sogar zu einem gewissen Grad erfolgreich werden können. Doch ich war nicht mit dem Herzen dabei. Nicht mehr.

Das gehörte mittlerweile einer jungen Frau, die mich des Öfteren vom Training abholte. Sobald ich sie am Rand des Spielfelds hinter dem Zaun sitzen sah, war es um meine sportliche

Disziplin geschehen. Statt auf den Ball guckte ich auf die Uhr, wie lange das Training noch dauern würde. Als mich mein Trainer einmal anbrüllte: »Willst du dein Talent einfach für dieses Mädchen opfern?«, habe ich ihn nur angeschaut und geantwortet: »Ja, ich werde sie nicht warten lassen.« Zeit mit ihr zu verbringen war einfach so viel interessanter und kurzweiliger als das stundenlange Eindreschen auf einen kleinen gelben Filzball. Und ein bisschen spürte ich auch, dass mir etwas fehlte, um im Tennis richtig durchzustarten: der absolute Wille, alles hintanzustellen, um es in die Profiliga zu schaffen und mich dort zu halten.

Nichtsdestotrotz hat mich der Sport Struktur und Fokus gelehrt - auch wenn beides vom emotionalen Sturm der ersten Liebe zeitweise etwas verschüttet worden war. Es half mir auf meinem Weg vom Abiturienten zum Medizinstudenten, zum Arzt und schließlich zum Professor für Kinderherzchirurgie. Einem Weg, der zu großen Teilen fordernder war, als es ein Junioren-Tennisturnier jemals hätte sein können. Selbst eins gegen Ivan Lendl.

Warum Routine nie Routine werden darf – Andrés Fall

Ellen Ranke hatte ihren Sohn André in ein Tragetuch vor ihrer Brust gewickelt, den Blick zärtlich auf das kleine Gesichtchen gerichtet. Eine Hand ruhte an seinem flaumbewachsenen Hinterkopf, von dem nur eine winzige Wölbung unter dem Stoff hervorblitzte. Mit der anderen streichelte sie ihm sanft über den Rücken. Alles an ihr machte klar: »Dich gebe ich nicht mehr her.« Endlich durfte sie ihr Kind in den Armen halten. Endlich würde er Sohn sein, kleiner Bruder einer Schwester, Enkelchen – statt nur das Kind mit dem Herzfehler.

Gerade mal einen Tag alt war André, als er mit dem Helikopter zu uns ins Kinderherzzentrum Leipzig geflogen wurde. Dass er mit verengtem Aortenbogen, einer sogenannten Aortenisthmusstenose, auf die Welt kommen würde, wussten seine Eltern bereits durch eine Diagnostik in der Schwangerschaft, und auch, dass er sehr wahrscheinlich bald nach der Geburt hier bei uns operiert werden müsste.

Die Aorta ist das größte Gefäß des menschlichen Körpers, weshalb sie auch als Hauptschlagader bezeichnet wird. Sie zieht sich vom Herz bis in die Hüfte und sieht ein bisschen aus wie ein Spazierstock: Sie beginnt an der linken Herzkammer, steigt dann einige Zentimeter nach oben und krümmt sich bogenförmig nach links, bevor sie in einen geraden Verlauf übergeht und sich im Beckenbereich zweiteilt. Die Hauptschlagader versorgt den Körper mit sauerstoffreichem Blut. Bei Erwachsenen ist sie ungefähr 30 bis 40 Zentimeter lang und hat einen Durchmesser von rund 2,5 bis 3,5 Zentimetern. Bei einem Neugeborenen wie André misst das Gefäß im Querschnitt gerade einmal sieben bis acht Millimeter. Die Engstelle, die bei André erkrankungstypisch dort saß, wo der Aortenbogen in die untere

Körperhälfte übergeht, war zwei bis drei Millimeter schmal – extrem wenig Platz, um 80 Milliliter Blut pro Kilogramm Körpergewicht durch Andrés rund 3400 Gramm leichten Körper zu transportieren.

Ist die Aorta verengt, blockiert das den Blutfluss in die untere Körperhälfte, unter anderem in die Nieren, die Leber, den Darm oder die Beine. Außerdem muss das Herz schwerer arbeiten, um Blut durch die Engstelle zu pumpen. Dadurch erhöht sich der Blutdruck, was das Herz so stark belasten kann, dass es versagt. Zumal in der Aorta nach der Geburt ohnehin ein erhöhter Druck herrscht, um den Blut-Sauerstoff-Kreislauf von der Anbindung an den der Mutter auf Eigenversorgung umzustellen.

Wie es zu einer Aortenisthmusstenose kommt, ist bis heute nicht abschließend geklärt, obwohl sie mit rund sieben Prozent zu den häufigsten Herzfehlern bei Kindern gehört – und genau genommen gar kein Herzfehler ist, sondern eine Gefäßerkrankung.

Natürlich waren Andrés Eltern nervös angesichts des Eingriffs, auch wenn es sich um eine Routineoperation handelte. Bei Eingriffen, die ich selbst vornehme, führe ich die Gespräche mit den Eltern, ohne eine größere emotionale Verbindung mit ihnen einzugehen. Das würde mich zu gefühlig machen, und bei einem Eingriff am Herz haben Emotionen nichts zu suchen. Ich brauche einen klaren Verstand, um rationale Entscheidungen zu treffen und notfalls schnell handeln oder umplanen zu können. In diesem Fall hatte eine Kollegin vorab Andrés Mutter und Vater ausführlich den Sachverhalt und Ablauf der Operation erklärt. Sie hatte die beiden beruhigt, aber auch nicht verschwiegen, dass selbst bei einem solchen Standardeingriff ein gewisses Risiko besteht. Statistisch liegt hier die Mortalität, also die Sterberate, bei Säuglingen unter fünf Prozent. Doch wie alle

Operationen bedarf auch die einer Aortenisthmusstenose höchster Aufmerksamkeit und Präzision. Einer Präzision, die ich mir über die Jahre erst hatte aneignen müssen.

*

Als kleiner Junge hatte ich meine Fingerfertigkeit nie trainiert. Für Merkur, die tschechoslowakische Version von Lego-Bausteinen, oder Modellbau konnte ich mich nie erwärmen. Ich war lieber draußen, kletterte auf Bäume, Pferdefuhrwerke und Fahrradsättel oder half am Wochenende, wenn wir in unserem kleinen Häuschen, unserer Datscha, auf dem Land in Südböhmen waren, den Bauern bei der Kartoffelernte.

Ich war neugierig auf alles, immer in Bewegung, immer in Aktion. Die Nerven meiner Mutter, die Struktur und Ordnung liebte und auch recht ängstlich war, strapazierte ich regelmäßig bis zur Grenze, weil ich bis Einbruch der Dunkelheit irgendwo herumstromerte anstatt wie mein älterer Halbbruder Hans ruhig zu Hause zu sitzen und zu lesen.

Bis ich mein Studium aufnahm, war meine filigranste handwerkliche Leistung gewesen, einen Fahrradschlauch zu wechseln. Nun sollten diese Hände lernen, an feinsten Strukturen zu arbeiten.

Natürlich wird kein Student gleich an den OP-Tisch gestellt. Zwischen meinem Studienabschluss als Doktor der Medizin und dem Titel Fachharzt für Herz- und Thoraxchirurgie liegen neun Jahre, in denen ich vom Zuschauer zum Assistenten zum Operierenden wurde. Während meines Medizinstudiums war ich unter anderem, zwischen 1979 und 1984, fünf Jahre lang Lehrerassistent bei Professor Oldřich Eliška am Institut für Anatomie der Karls-Universität in Prag. Hier machte ich meine ersten Gehversuche mit experimentellen Nierentransplantationen bei Hunden und menschlichen anatomischen Sektionen. Das sind »Übungsoperationen«, bei denen Studierende zu Lernzwecken zusammen mit erfahrenen Anatomen reale Körper öffnen, um deren Strukturen und die Basishandgriffe zu erlernen. Meist geschieht dies heutzutage an Verstorbenen, die ihren Leichnam zu Lebzeiten für solche Zwecke freiwillig zur Verfügung gestellt haben. Ich jedoch übte auch an lebenden streunenden Hunden, die ein spezieller Trupp im Auftrag des Instituts auf der Straße einfing.

Wir arbeiteten ohne Handschuhe, die waren zu teuer, um sie für Übungszwecke zu verschwenden. »Herr Professor, sind Sie sicher, dass die keine Tollwut haben?«, fragte ich meinen Tutor einmal besorgt, als ich mit nackten Fingern im geöffneten Torso eines Streuners herumhantierte. Schließlich wusste niemand, wo die Hunde überall gewesen waren, mit wem oder was sie Kontakt gehabt hatten. Doch der Professor winkte unwirsch ab. »Ach was«, wies er mich zurecht. »Solange Sie nicht an den Speichel kommen, kann nichts passieren.«

Also biss ich die Zähne zusammen und hielt meine Hände so weit wie möglich vom offen stehenden Maul des Tieres entfernt. Auch wenn ich nicht sicher war, ob mein Tutor mit seiner Annahme richtiglag, vertraute ich ihm – genau wie allen, bei denen ich danach lernen durfte. Ich bereitete mich gewissenhaft auf jeden Eingriff vor – Übung oder nicht – und verließ mich darauf, dass meine Lehrmeister mich führen und korrigieren würden, wenn ich während einer Operation aus mangelnder Erfahrung doch etwas falsch entschied.

Um Herzchirurg zu werden, muss man nach Meinung des Schweizer Kardiologen René Prêtre ein Jahrzehnt lang jeden Tag zehn Stunden Arbeit investieren[2] ... und diese Arbeit besteht zu großen Teilen aus Wiederholung, möchte ich ergän-

---

2 René Prêtre: *In der Mitte schlägt das Herz*, 3. Auflage, Rowohlt 2017.

zen. Ich war schon 29 Jahre alt und drei Jahre als Facharzt für allgemeine Chirurgie tätig gewesen, als ich zum ersten Mal in Herznähe operierte. 40 Grundoperationen gibt es in der Kinderherzchirurgie, die sich zu rund 200 Eingriffen kombinieren lassen. Zehn-, zwanzig-, fünfzigmal führte ich die gleiche Operation durch, bis jeder Handgriff so sicher saß, dass mich meine Tutoren den nächstschwierigeren Eingriff übernehmen ließen, bei dem es mit dem Wiederholen von vorn losging. Das war manchmal mühsam und frustrierend. Aber so lernte ich, zuverlässig fehlerfrei zu operieren, ruhig zu bleiben, wenn etwas außer der Reihe passierte, und ich baute in meinen bis heute über 10 000 Operationen an Kinderherzen herzchirurgisches Selbstbewusstsein auf. Natürlich sind es die komplexen Eingriffe, die ungewöhnlichen Fälle, die meinen Ruf als Kinderherzchirurg definiert haben. Aber es waren die vergleichsweise einfachen, wie die Gefäßoperation bei André, die mich überhaupt erst zu einem Herzchirurgen gemacht haben.

*

Hätte André keine Symptome gezeigt, wäre also asymptomatisch gewesen, hätten wir mit der Operation noch einige Wochen, sogar zwei bis drei Monate warten können. Dann hätten sich auch die letzten Ductus-Reste vernarbt. Das ist vorher nicht der Fall – und könnte das Operationsergebnis ungünstig beeinflussen, zum Beispiel weil die Einengung zurückkommt, wenn man das unerwünschte Gewebe nicht vollständig entfernt.

Der *Ductus arteriosus* ist ein Blutgefäß und fungiert als Umgehungsstraße an der noch ruhenden Lunge vorbei, solange der Fötus im Mutterleib liegt. Nach der Geburt, wenn die Lunge ihre Arbeit aufnimmt, verändert sich der Weg des Blutkreislaufs entsprechend und der überflüssig gewordene Ductus schließt sich innerhalb von zwei bis zehn Tagen. Bei André verlief die fetale »Umleitung« nach der Engstelle. Theoretisch hätte der Ductus also zumindest noch eine begrenzte Zeit lang die untere Körperhälfte mit sauerstoffreichem Blut versorgen können. Aber er schloss sich schnell und der Zustand des Neugeborenen verschlechterte sich zusehends.

Zunächst stabilisierten wir André medikamentös, damit der Ductus offen blieb und der Unterkörper weiter durchblutet würde: Er bekam dafür eine Prostaglandin-E1-Infusion; das ist eine Substanz, die Arterien weitet und die Fließeigenschaften des Blutes verbessert. Die Operation war für den nächsten Tag um die Mittagszeit angesetzt.

Da bei einer Aortenisthmusstenose nicht das Herz geöffnet, sondern über eine linksseitige Brustinzision, einen Gewebeeinschnitt, an einem Gefäß operiert wird, findet der Eingriff normalerweise ohne Herz-Lungen-Maschine statt. Die chirurgische Beseitigung der Engstelle dauert nur zehn bis fünfzehn Minuten.

Beides ist für Eltern freilich nur ein schwacher Trost. Ellen Ranke und ihr Ehemann wanderten ruhelos mit ihrer kleinen Tochter über das Krankenhausgelände. Lenkten sich ab, indem sie mit ihr spielten. Die Operation samt möglicher Konsequenzen, so hatten sie vereinbart, war ein Tabuthema, solange ich ihren Jüngsten auf dem Tisch hatte. André war sediert, er schlief tief, auf die rechte Seite gedreht und stabilisiert. Die Anästhesie hatte ihm einen intratrachealen Tubus zur Beatmung gelegt, ein Röhrchen, das in die Atemwege geht und das Kind über eine Maschine künstlich beatmet. Er hatte einen zentralen venösen Katheter bekommen, um ihm Medikamente oder auch Blut verabreichen zu können. Per arterieller Messung, über eine spezielle Kanüle in der Arterie, monitorten wir den Blutdruck während der OP und überwachten über einen Blasenkatheter mit

Temperatursonde, ob der kleine Patient abkühlte. Das OP-Feld war desinfiziert und steril abgedeckt, als ich mir die Vergrößerungsbrille aufsetzte und zum Skalpell griff.

Ich nahm einen Schnitt links seitlich am Thorax vor, dem Bereich des Brustraums auf Höhe der vierten und fünften Rippe. Die Öffnung, die sich horizontal in Richtung vom Brustbein zur Wirbelsäule auftat, war aufgespannt ungefähr acht Zentimeter lang. Für ein kleines Menschlein mit knapp über 50 Zentimeter Gesamtkörperlänge ist das recht groß, doch für diese Operation musste ich alle herznahen Teile der Aorta komplett freilegen: den gesamten Aortenbogen inklusive der nach oben abgehenden Kopfgefäße, den ersten Gefäßabschnitt, der in die Gerade abfällt, sowie den Ductus, der von der unteren Bogenkurve in die *Aorta descendens* führt, die nach unten gehende Brustaorta. Das kleine Herz zuckte wild in seiner Höhle. Vorsichtig manövrierte ich die erste Klemme an dem zappelnden Organ vorbei und setzte sie am Bogen vor der Engstelle auf den Aortenbogen, nahe am Herz oder proximal, wie es in der Medizin heißt. Ich musste vorsichtig sein, um bei der Platzierung der Klemme nicht die nahe liegenden Strukturen zu verletzen.

Passe ich nicht auf und beschädige Gefäße oder Nerven, kann das Folgen haben, die sich unter Umständen nicht rückgängig machen lassen. Neben der Aorta selbst, mit deren Verletzung ich die Versorgung des gesamten Körpers gefährden würde, sind da noch die Kopf- und Halsgefäße, die vom Aortenbogen abgehen und unter anderem unser Gehirn versorgen und sauerstoffreiches Blut zu Kopf, Hals, Schultern und Armen führen. Außerdem befinden sich in der Nähe auch die Halsvene und die Drosselvene, die Blut aus Gesicht- und Halspartien sammeln. Und nicht zuletzt der *Nervus laryngeus recurrens*, der Stimmnerv. Verletze ich ihn, kann André später vielleicht nur eingeschränkt sprechen – oder überhaupt nicht.

Für mich als Chirurg erfordert auch ein vergleichsweise unkomplizierter Eingriff in Herzumgebung sehr filigranes Arbeiten auf engstem Raum, selbst wenn ich durch meine OP-Brille alles dreifach vergrößert sehe und mit speziellen Miniaturinstrumenten arbeite. Kein Ausrutschen, kein Zucken. Als die erste Klemme am Aortenbogen saß, kurz hinter der linken Subclavia, ließ ich mir die zweite geben und platzierte sie unterhalb der Verengung. Dort, wo die Aorta schon gerade verläuft. Mit zwei Fäden, die ich mit etwas Abstand um den Ductus schlang, band ich anschließend auch dieses Gefäß ab. Der Ductus war nun von der Blutversorgung abgeschnitten und ich konnte ihn zwischen den beiden Fadenschlaufen durchschneiden. Immer muss ich dabei die Klemmzeit beachten, denn in dieser Zeit ist der Unterkörper des Kindes nicht durchblutet und auch nicht mit Sauerstoff versorgt. Je länger diese sogenannte Ischämiezeit dauert, desto höher wird das Risiko für eine Lähmung.

Es gibt also Gefahren, auch bei einem solchen Routineablauf, den ich schon etliche Male hinter mir habe. Er ist Standard, wenn sich – anders als bei André – der Ductus nach der Geburt nicht von alleine schließt, er persistiert, wie Mediziner es nennen. Das ist bei etwa zehn Prozent der Babys mit angeborenem Herzfehler der Fall, also ziemlich oft. 1938 hatte der amerikanische Kinderchirurg Robert E. Gross zum ersten Mal erfolgreich einen persistierenden Ductus chirurgisch verschlossen und damit angeborene Herzfehler zu einer behandelbaren Diagnose werden lassen. Seine erste Ductus-Patientin, die siebenjährige Lorraine, wurde weit über 70 Jahre alt und lernte noch ihre Urenkel kennen.

Natürlich haben sich seitdem die Operationstechnik und auch die technischen Möglichkeiten stetig weiterentwickelt. Aber ähnlich wie bei Lorraine standen auch für André aus chirurgischer Sicht die Chancen gut, dass er als gesundes Kind aufwachsen und ein hohes Alter erreichen würde.

Nachdem ich den Ductus verschlossen hatte, machte ich mich an die Beseitigung der Engstelle. Wenn die Aorta sehr schmal ist, ist es manchmal notwendig, einen Gewebeflicken, einen sogenannten Patch, in das Gefäß einzusetzen, um es für den nötigen Blutfluss zu weiten. Die Aorta von André hatte, abgesehen von der Engstelle, aber einen ausreichenden Durchmesser. Das ermöglichte es mir, den verengten Teil zu entfernen und die beiden Gefäßenden direkt miteinander zu vernähen. Das ist weniger aufwendig, aber an der Naht entsteht ein hoher Zug, da das Gefäß kürzer ist als vorher. Damit sich die Naht nicht löste, nutzte ich eine fortlaufende Nahttechnik, um die beiden Gefäßenden miteinander zu verbinden. Ich setzte also per Hand mehrere Stiche in durchgehender Linie mit einer nur etwa acht Millimeter langen Nadel, die ich mithilfe von Lupenbrille, Nadelhalter und Pinzette durch das durchgeschnittene Hohlgefäß zog. Das Nahtmaterial ist so zart wie Spinnweben, aber stabiler als Draht. Solche Nähte fassen Wunden gleichmäßiger zusammen und verschließen sie dicht.

Etwa zwölf Minuten waren vom Klemmen bis zum Vernähen vergangen. Der schwerste Teil war überstanden, für mich und vor allem für den kleinen André. Ich stillte sorgfältig die Blutung, legte im Brustbereich eine Drainage, einen dünnen Schlauch, der Flüssigkeiten wie Blut und Sekret ableitet. Die Rippen, die mein Portal zur Aorta und für den Eingriff etwas aufgedehnt gewesen waren, fixierte ich mit zwei Nähten aus beschichtetem Faden. Den würde der Körper in den nächsten Wochen resorbieren und auf natürliche Weise »entsorgen«. Ich schaute auf die Uhr: 18:25. Etwa eineinhalb Stunden hatten wir gebraucht.

90 Minuten, die für André den ersten Schritt hin zu dem offenen, fröhlichen Teenager markierten, der er heute ist. Ein Junge, der in einer Theatergruppe mitspielt, sich für den Klimaschutz engagiert, viel Fahrrad fährt und generell sehr sportlich ist – wodurch er seine durch die OP etwas schwächer ausgeprägte Oberkörperstabilität recht gut ausgleichen kann. Nur eine Sache bemängelt er nach diesem Eingriff vor 16 Jahren nachdrücklich: dass er trotz Physiotherapie und Training nie so kräftige Arm- und Brustmuskeln haben wird wie seine Kumpels.

Ein Doppelleben zwischen Terrassen- und OP-Tisch – Jans Fall

In gewisser Weise ist mein Alltag von Gegensätzen geprägt, ein bisschen wie bei Dr. Jekyll und Mr Hyde. Yin und Yang, Fügsamkeit und Entgrenzung sind und waren Teile meines Lebens.

Schon als Kind bestand mein Alltag aus Gegenpolen. Da war meine Mutter, streng und kontrollierend, und mein Vater, ein Freigeist und Künstler, der viel auf Reisen war. Da gab es mein Schul-Ich, das konzentriert im Unterricht mitarbeitete und fokussiert lernte, und mein Freizeit-Ich, das durchaus mal in ein 20 Kilometer entferntes Dorf radelte, weil dort auf einem Fest ein paar Mädchen sein würden, die mir gefielen.

Noch heute sind der Privatmensch Martin und der Mediziner Professor Kostelka so grundlegend unterschiedlich, dass ich selbst manchmal kaum glauben kann, dass ich ein und dieselbe Person bin. Während ich an den Wochenenden, die ich bei meiner Familie im 250 Kilometer entfernten Prag verbringe, stundenlang mit Schirmchen-Cocktail, einer Flöte Prosecco mit Erdbeeren oder einem Glas gutem Wein mit Freunden auf der Terrasse sitzen, plaudern und die kleine Gesellschaft mit vielen witzigen Geschichten unterhalten kann, verbringe ich vor jeder Operation ebenso viel Zeit damit, mir jeden einzelnen Schritt des Eingriffs zu überlegen, alles immer wieder durchzugehen – und mir einen Plan B, C und D zurechtzulegen, falls etwas nicht so läuft wie geplant. In mir vereinen sich Boheme und Disziplin, und ich bin überzeugt davon, dass mich diese Mischung erst zu einem guten Chirurgen gemacht hat: Ich traue mich etwas, werde aber nicht leichtsinnig.

Beim Berufsweg gab es dagegen für mich nie eine Alternative. Ich wollte Chirurg werden. Herzchirurg. Seit meinem Entschluss, Medizin zu studieren, habe ich dem alles untergeordnet. Schlussendlich sogar die langjährige Beziehung zu meinem Mädchen vom Tennisplatz.

*

Wer gut werden möchte in dem, was er tut, muss Einsatz zeigen, eine Vision haben und Mut. Mittelmaß mag bequem sein, vielleicht auch unterschätzt, wenn es darum geht, ohne Burnout durch den Alltag zu kommen. Aber es ist absolut fehl am Platz, wenn die Mission darin besteht, Herzen, die Missbildungen oder Fehler aufweisen, zu korrigieren oder zu rekonstruieren. Die Kinderherzchirurgie wäre nicht da, wo sie heute ist, wenn es nicht immer wieder Menschen gegeben hätte, die den Status quo hinterfragen – notfalls auch gegen Widerstände.

Bereits genannter Robert E. Gross führte seine erste Ductus-OP beispielsweise gegen den ausdrücklichen Willen seines Chefs durch – und zwar heimlich, als der im Urlaub war. Der amerikanische Chirurg Alfred Blalock und die Kinderkardiologin Helen Brooke Taussig probierten eine Operationstechnik, die sie für richtig und sinnvoll hielten, in mehr als 100 Experimenten aus, bevor sie sich im November 1944 dann auch in der Praxis als grundsätzlich richtig und durchführbar erwies und das Leben der 15 Monate alten Eileen Saxon zumindest um neun Monate verlängerte.

Diese Technik, die nach den beiden benannte Blalock-Taussig-Anastomose, gehört heute zu den Basiseingriffen, die ein junger Kinderherzchirurg üben und beherrschen muss. Es handelt sich dabei um eine operative Gefäßverbindung, welche die Sauerstoffversorgung des herzkranken Kindes so lange hält, bis die eigentliche Korrektur am Herz durchgeführt ist beziehungsweise durchgeführt werden kann. Blalock-Taussig ist häufig eine vorbereitende Operation für komplexere Herzfehler, zum Beispiel eine bedeutsame Enge der Lungenschlagader, eine Fallot-Tetralogie, bei der gleich vier Fehlbildungen des Herzens gleichzeitig vorliegen, oder eine fehlende Herzklappe.

Seit Ende des 20. Jahrhunderts ermöglicht die moderne Technik eine weiterentwickelte Variante. Beim modifizierten Blalock-Taussig-Shunt führt der Chirurg nicht mehr zwei natürliche Gefäße zusammen, sondern setzt ein künstliches Gefäß ein: einen Gore-Tex-Shunt.

*

Dass Jan einmal engagiertes Mitglied der freiwilligen Feuerwehr seines Heimatortes und Auszubildender zum Industriekaufmann sein würde, hätte seine Mutter vor 20 Jahren vermutlich nicht für möglich gehalten. Da saß Nadja Petko im Besprechungszimmer ihres Gynäkologen und war wie vom Donner gerührt. Zum zweiten Mal innerhalb weniger Wochen. Das erste Mal hatte der Arzt ihr mitgeteilt, dass sie schwanger war. Mit 21, ungeplant. Nun offenbarte er ihr, dass das Kind nicht richtig wachse, und empfahl eine Fruchtwasseruntersuchung. Nadja zog es den Magen zusammen. Was, wenn ihr Baby einen Gendefekt hatte?

Die Untersuchung blieb ohne Befund. Doch 14 Tage später, in der 22. Schwangerschaftswoche, bekam Nadja vorzeitig Wehen. Viel zu früh! Würde das Kind jetzt geboren, lägen seine Überlebenschancen bei nur 50 Prozent – und 20 bis 30 Prozent der überlebenden Frühchen haben schwere körperliche und geistige Behinderungen. Nadja musste ins Krankenhaus und bekam absolutes Bewegungsverbot, um die Geburt so lange wie möglich hinauszuzögern. In ihrer dritten Woche auf Station dann der nächste Schock: Nadjas Ärztin erkannte auf einem Ultraschall, dass etwas mit dem Blutfluss am Herz des Kindes nicht stimmte.

Es hatte einen Kammerscheidewanddefekt, ein Loch in der Kammerscheidewand, und die Pulmonalklappe fehlte komplett. Pulmonalatresie ist der Fachbegriff dafür, wenn das Ventil zwischen rechter Herzkammer und Lungenarterie fehlerhaft ausgebildet ist. Durch diese Klappe pumpt die rechte Herzkammer nach der Geburt das sauerstoffarme Blut in die Lunge, wo es frischen Sauerstoff aufnimmt. Diesen Weg kann es bei einer Pulmonalatresie nicht nehmen, es muss sich eine »Notfallroute« suchen, um den Körper mit Sauerstoff beliefern zu können. Die besteht oft aus zusätzlichen Gefäßverbindungen wie dem Ductus, wo zumindest ein Teil des Bluts über die Lunge umgeleitet und eine für das Leben notwendige Sauerstoffversorgung ermöglicht wird. Trotz des offenen Ductus werden solche Kinder aber immer schwächer und schaffen es unter anderem nicht einmal mehr zu trinken. Die Lippen beziehungsweise die Haut färben sich blau, die Atmung geht schnell. Eine solche Fehlbildung muss durch eine zuverlässige Quelle, die eine Durchblutung der Lunge sicherstellt, versorgt werden, zum Beispiel mit einem künstlichen Shunt. Eine frühzeitige korrektive Herzoperation wird bei Neugeborenen mit einem solchen Krankheitsbild nicht gleich durchgeführt, da die Risiken geringer werden, wenn Kind und Organe etwas Zeit zum Wachsen hatten.

Nadja wurde in ein Krankenhaus mit Neugeborenenintensivstation verlegt, um das Kind gleich nach der Geburt mit Sauerstoff versorgen zu können. Operiert werden sollte der Säugling allerdings bei uns in Leipzig, da wir viel Erfahrung mit Neugeborenen haben: 33 Prozent der kleinen Patienten, an denen wir Herzeingriffe durchführen, sind jünger als 28 Tage. Andere Kinderherzzentren kommen auf plus/minus 25 Prozent.

Als Jan in der 36. Woche als Frühchen auf die Welt kam, durfte seine Mutter ihn nur kurz im Arm halten. Nach wenigen Minuten musste er auf die Säuglingsintensivstation umziehen.

Drei Tage lang sah alles gut aus. Dann schloss sich langsam der Ductus, die filigrane Lungen-Umgehungsstraße – und die Sauerstoffversorgung von Jans Körper sank rapide. Zwar gaben die Ärzte ihm sofort Sauerstoff und Medikamente, um den Ductus offen zu halten, aber die Sättigung im Blut des Neugeborenen blieb niedrig. Zu niedrig. Irgendetwas stimmte nicht. Nach einem kurzen Anruf bei uns in Leipzig und einer schnellen Abstimmung wurde ein Ultraschall gemacht – und darauf war nicht nur der Herzdefekt zu erkennen, sondern auch das, was ihn verursacht haben dürfte: Jan fehlte eine Pulmonalklappe. Dieses »Auslassventil« an der rechten Herzkammer in Richtung Lunge besteht aus drei Taschen, die aneinanderliegen wie bei einem Peace-Zeichen ohne den unteren mittleren Strich. Zieht sich das Herz zusammen, entfalten sich die Taschen, um sauerstoffarmes Blut in die Lungenschlagader zu lassen. Entspannt sich das Herz, machen sie zu, damit das Blut nicht wieder zurückfließt. Der Blut-Sauerstoff-Kreislauf bei Jan funktionierte also nicht, er konnte gar nicht funktionieren.

Das mussten wir ändern – und zwar schnell. Die Kollegen vor Ort legten Jan in einen Inkubator, kontrollierten nochmals sämtliche Zugänge für Puls, Atmung und Medikamente, setzten ihm einen Hörschutz auf und ließen ihn mit dem Hubschrauber nach Leipzig einfliegen. Nadja und ihre Eltern fuhren per Auto nach, im Hubschrauber war es zu eng für weitere Personen.

Im Kinderherzzentrum nahm ich die drei in Empfang – Jan war schon vor ein paar Stunden eingetroffen –, bat Mutter und Großeltern in mein Büro und ging die Operation mit ihnen durch, die schon am nächsten Morgen, gleich um acht Uhr, stattfinden sollte. »Wir werden zunächst nur die Sauerstoffversorgung per Blalock-Taussig-Shunt sicherstellen«, erklärte ich ihnen. Mit seinen 1900 Gramm und 49 Zentimeter Körperlänge war das winzige Baby noch zu schwach für den eigentlichen

Eingriff am Herz. Die künstliche Gefäßverbindung würde uns einige Monate Zeit verschaffen.

Shunts gibt es in verschiedenen Größen. Entscheidend für den Blutfluss ist der Durchmesser, die Länge hat einen weit geringeren Effekt. Neugeborene mit einem Gewicht zwischen 2,5 und 4 Kilogramm bekommen für gewöhnlich einen Shunt von 3 bis 3,5 Millimeter Durchmesser, Kinder über vier Kilogramm einen von vier Millimetern. Beim zierlichen Jan, der es nicht einmal auf zwei Kilogramm brachte, verwendete ich einen Shunt mit drei Millimeter Durchmesser – das entspricht ungefähr einer Bleistiftspitze.

Ich muss also sehr gefühlvoll und geschickt vorgehen, egal, ob es morgens um acht oder nachts um 22 Uhr ist, ob ich Hunger habe, müde bin oder auf die Toilette muss (bei Operationen, auch bei langen, muss ich mir Essen, WC-Gang und weitestgehend auch Trinken tatsächlich verkneifen). Konzentration ist das A und O, selbst bei vermeintlich einfachen Eingriffen oder Operationsschritten. Denn jeder kleine Patient ist einzigartig und kann von der Norm abweichen. Das muss ich frühzeitig erkennen, sonst hilft mir meine ganze Erfahrung nichts.

Um Punkt acht Uhr betrat ich den Operationssaal. Nadja lief draußen im Wartebereich nervös auf und ab, während ich das Skalpell aufnahm und bei ihrem Sohn einen Längsschnitt über dem Brustbein setzte. Die ohnehin dünne Haut in der Mitte des Brustkorbs erschien bei diesem winzigen Wesen fast durchsichtig. Ich schnitt die Haut auf und durchtrennte vorsichtig Binde- und Fettgewebe. Das Brustbein, auch Sternum genannt, wurde sichtbar. Bei Säuglingen unter einem Jahr ist dieser flache Knochen, an dem die Rippen vorn ansetzen, etwa sieben bis acht Zentimeter lang, kürzer als mein kleiner Finger. Vorsichtig durchtrennte ich ihn mit einer speziellen Säge an der Mittellinie und spreizte den Brustkorb auf. Glatt und durchscheinend spannte sich das Perikard, ein schützender Beutel, über dem winzigen Herz in Jans schmaler Brust. Ich teilte die Hülle längs in der Mitte und fixierte sie mit Zugfäden, um sicher an das ganze Herz zu gelangen. Mit drei Kanülen schlossen wir das Herz an die Herz-Lungen-Maschine (HLM) an – eine künstliche mechanische Kreislaufunterstützung mit der Möglichkeit, gleichzeitig das Blut mit Sauerstoff zu versorgen und Kohlendioxid zu eliminieren. Das entsteht als Stoffwechsel-Abfallprodukt und wir atmen es über die Lunge aus. Deren Aufgabe muss nun die HLM übernehmen, da sonst Organe, Herz und Muskeln nicht mehr richtig arbeiten können.

Sobald Jans Kreislauf über die Maschine lief, setzte ich die erste Klemme auf die rechte *Arteria subclavia*. Ich schnitt sie längsgerichtet auf und nähte ein Ende des Gore-Tex-Röhrchens, des Shunts, mit einer feinen Nacht fortlaufend auf das Gefäß. »Heparin, bitte«, wies ich mein Team an. Das ist ein Medikament, das die Blutgerinnung hemmt. Es sollte schließlich innerhalb des Implantats nicht gerinnen. Ich löste die obere Klemme und platzierte danach eine andere feine Klemme quer auf dem Shunt, um zu prüfen, ob die Verbindung dicht war, und die Länge des künstlichen Gefäßes sowie dessen Position anzupassen. Anschließend wiederholte ich die Prozedur mit der Lungenschlagader: abklemmen, das andere Ende des Shunts aufnähen.

Die Operation verlief gut und Nadja Petko war erleichtert, dass der erste Eingriff überstanden war. Auch wenn es ihr schwerfiel, für ihren Sohn, der mit Magensonde, Beatmungsgeräten und vollem Monitoring auf der Intensivstation lag, nicht mehr tun zu können, als ihm ein bisschen den Bauch zu kraulen. Knapp vier Wochen behielten wir Jan bei uns auf der Intensivstation, drei davon schlummerte er im künstlichen Koma, da er eine Lungenentzündung bekommen hatte und sich auch der

Sauerstoffgehalt im Blut noch nicht wie gewünscht entwickelt hatte. Danach musste das kleine Menschlein alles nachholen, was es in den ersten Lebenswochen nicht hatte lernen können: selbstständig atmen beispielsweise – wir entwöhnten ihn ganz langsam von der Beatmungsmaschine – oder auch trinken, denn der Saugreflex hatte sich bisher aufgrund der Ernährung über die Magensonde nicht einstellen müssen.

Nach Aufenthalten auf der Intermediate Care, einer Übergangsstation, und auf der Kinderstation durfte Jan mit etwa acht Wochen zum ersten Mal zu Hause im eigenen Bettchen schlafen. Unser Ziel war es, ihn auf sieben bis acht Kilogramm zu bekommen, bevor wir die fehlende Klappe ersetzten, und wir rechneten mit drei bis sechs Monaten, bis es so weit sein würde. Schlussendlich hat Jan eineinhalb Jahre gebraucht und gehört auch heute mit etwas über 40 Kilogramm bei einer Größe von 1,65 Metern zu den sehr zierlichen Personen. Die zweite Operation war diejenige, bei der wir das Herz vollständig reparierten: den Ventrikeldefekt mit einem Gewebepatch verschlossen und die Pulmonalklappe durch eine Gefäßprothese mit enthaltener Klappe vom Tier ersetzten. Das Ganze hat Jan trotz seiner fragilen Gestalt gut weggesteckt. Heute hat er eine Freundin, Hobbys und führt ein selbstbestimmtes Leben ohne gesundheitliche Einschränkungen. Trotz, wie seine Mutter manchmal scherzt, des »gemischten Hacks« in seiner Brust.

TEIL 2

Was dich nicht umbringt, macht dich stärker

Es gibt zehn angeborene Herzfehler, die bei so vielen Kindern auftreten, dass man von häufig spricht. Da ist der Kammerscheidewanddefekt (auch Ventrikelseptumdefekt) mit etwa 30 Prozent. Der Vorhofscheidewanddefekt und der persistierende Ductus mit jeweils zehn Prozent, die Aortenisthmusstenose und die Pulmonalstenose mit je sieben Prozent, Aortenstenose und Fallot-Tetralogie mit sechs Prozent sowie Transposition der großen Gefäße, atrioventrikulärer Septumdefekt und hypoplastisches Linksherzsyndrom mit vier Prozent. Mit allen habe ich schon zu tun gehabt. Mit manchen öfter, mit anderen intensiver, mit diesen in Boston, mit jenen in London und wieder anderen in Prag oder Leipzig. Ich könnte ganze Ordner damit füllen, was ich gelernt habe, das gut funktioniert oder für mich keinen Sinn ergeben hat. Genau genommen habe ich das sogar getan, ganze Ordner gefüllt. Und mit diesen Notizen die Grundlage für mein heutiges Schaffen gelegt.

Viel Arbeit und eine Prise Glück – Thomas' Fall

Meine Karriere habe ich zu großen Teilen glücklichen Zufällen zu verdanken. Natürlich geht es nicht ohne Fleiß, Willen und handwerkliches Können. Doch da meine Familie nie in der Kommunistischen Partei war, wären meine Chancen, in die Herzchirurgie zu kommen, extrem gering gewesen. Denn das war in der Tschechoslowakei ein begehrter, prestigeträchtiger medizinischer Bereich.

Mein Vater jedoch, der Schauspieler, hatte bei einem Filmdreh Professor Jaroslav Procházka kennengelernt, der als Berater das Filmteam unterstützte. Procházka war zu dieser Zeit, Mitte der 1980er-Jahre, bereits sehr erfolgreich auf dem Gebiet der Herzchirurgie. Schon 1948 hatte er durch das Entfernen bestimmter Gewebeteile der Lunge, sogenannte Lungenresektionen, Pionierarbeit geleistet. Mithilfe dieser Präpariertechnik werden anatomische Strukturen geordnet zergliedert. Damit hatte er sich einen Ruf als Begründer der modernen Lungenchirurgie in der Tschechoslowakei erarbeitet. Er war Chefexperte für Chirurgie und Mitglied des Wissenschaftlichen Rats des Gesundheitsministeriums sowie Regionalchirurg der Region Ostböhmen. Er besaß also einen großen Einfluss, eine gewisse Macht und Autorität.

Seine ersten Eingriffe am Herz führte er 1952 durch: Er korrigierte Pulmonalstenosen, also Einengungen der Ausflussbahn von der rechten Herzhöhle zur Lungenschlagader. Es war ein metaphorischer wie realer Übergang von der Lungen- zur Herzchirurgie für Procházka. In den 1960er- und 1970er-Jahren operierte er schließlich praktisch alle angeborenen und erworbenen Herzfehler, die sich damals korrigieren ließen. Wie zuvor auf dem Feld der Lungeneingriffe wurde er zur

Koryphäe auf dem Gebiet der Herzchirurgie. Dem Bereich, in dem ich sehnlichst arbeiten wollte, jedoch geringe Chancen für mich sah.

1984 leistete ich zunächst meinen Sanitätsdienst beim Militär; ein verpflichtendes Jahr, in dem sich sämtliche meiner Vorurteile über die Denkkapazität der Rekruten dort bestätigten. Damals wie heute betrachte ich diese Monate als verlorene Zeit. Die Dienste langweilten mich, die Aufgaben erschienen mir lächerlich. Ich konnte das Ende meiner Militärzeit kaum erwarten. Als es endlich so weit war, wechselte ich in die allgemeine Chirurgie und arbeitete als Assistenzarzt an der Karls-Universität Prag in der Klinik für Allgemeine und Unfallchirurgie. Bereits das hätte nie geklappt, wenn mein Vater nicht Professor Procházka gekannt und dieser ein gutes Wort für mich eingelegt hätte. Als junger Arzt hatte ich häufig Dienst in der Notaufnahme. Eine Arbeit, die hektisch, laut und fordernd war. Letzteres in jeglicher Hinsicht. Zum einen musste ich innerhalb weniger Augenblicke entscheiden, wie mit der Person, die da vor mir stand, lag oder fast starb, weiter zu verfahren sei. Zum anderen sah ich Dinge, die ich lieber in einem meiner geliebten Movies als real vor mir gesehen hätte. Beine, die durch einen Unfall so im Knie verdreht waren, dass Quetschungen entstanden, nach denen die Glieder so formlos aussahen wie Gelee. Einmal wurde ein Mann eingeliefert, der versucht hatte, einen Bus zu erreichen, sich mit dem Fuß in der Tür verfangen hatte und drei Kilometer bis zur nächsten Haltestelle mitgeschleift worden war. Sein Schädel war hinten regelrecht rasiert vom Asphalt, der weiße Knochen blitzte hervor, der Rücken war komplett aufgerieben, sodass durch die Rippen die Organe zu sehen waren. Er starb, bald nachdem er zu uns gebracht worden war. Im Kopf geblieben ist er mir bis heute. Denn so belastend sie auch waren, haben mich doch gerade solche Situationen gelehrt, ruhig zu bleiben. Egal, wie brisant, wie dringend, wie lebensbedrohlich die Lage sich darstellt. Denn nur mit kontrolliertem Puls und klarem Kopf lassen sich Entscheidungen treffen, die ein Leben retten können. Umso mehr, wenn es sich um ein zartes Leben von erst wenigen Tagen und feinste Körperstrukturen handelt.

Damals, als ich mich durch die Schichten biss, war für mich das Ziel gewesen, in die plastische Chirurgie zu kommen. Keine Schönheitsoperationen, nein. Ich wollte abgetrennte, verletzte Organe und Gliedmaßen reimplantieren. Das erschien mir als gangbarste Option und als das, was der Herzchirurgie am nächsten käme. Alle anderen Wege erschienen mir versperrt, da ich nicht Teil des Systems war. Meine Familie hatte eine sehr klare Meinung zum Kommunismus – und die ging in eine Richtung, über die ich schon im Kindergarten nicht sprechen durfte.

Nicht eine Millisekunde hatte ich deshalb zu träumen gewagt, mit meinem Profil irgendwann doch Zugang zu einem so exklusiven Fach wie der Herzchirurgie zu bekommen. Doch mit der Zeit machte sich eine wachsende Unzufriedenheit in mir breit. Ich fühlte mich gefangen in einer medizinischen Sackgasse, die mir zuvor als die attraktivste Alternative zum Luftschloss Herzchirurgie erschienen war. Immer deutlicher spürte ich, dass ich Körperteile nicht bloß entfernen, nicht amputieren wollte. Ich wollte sie rekonstruieren, erhalten, retten.

*

Ablenkung von den zunehmend trüben Gedanken fand ich im Privatleben. 1986 lernte ich meine heutige Frau kennen. Sie war jung und gut aussehend, ich war jung und beharrlich. So beharrlich, dass sie sich schließlich auf ein Rendezvous mit mir einließ. Romantiker, der ich bin, suchte ich dafür den berühmten Prager Friedhof Vyšehrader aus, auf dem Gelände der historischen Festung Vyšehrad: ein eindrucksvolles Areal mit viel Grün und Grabsteinen, die alle für sich kleine Kunstwerke sind.

Ich kutschierte sie in meinem roten Lada herum, unserem »Escort Service«, wie wir ihn nannten. Vielleicht war er aber auch eine Art zweiter DeLorean DMC-12, mit dem Michael J. Fox und Christopher Loyd mit Überschallgeschwindigkeit *Zurück in die Zukunft* reisten. Nur eben andersherum.

Jedenfalls waren wir bereits Anfang 1988 verheiratet, werdende Eltern – und ich Teil der Ärzteschaft der Abteilung für Herz-Kreislauf-Chirurgie der Motol-Universitätsklinik. Innerhalb von nur zwei Jahren hatten sich drei Dinge in meinem Leben verändert, die ich nicht (so schnell) für möglich gehalten hatte.

Während ich Hochzeit und Nachwuchs zur Gänze auf mein Konto verbuchen konnte, hatte ich die neue Stelle erneut dem Zufall, oder besser: meinem Vater, zu verdanken. Der war nämlich mit zwei Freunden von Professor Milan Šamánek gut bekannt. Alle drei stammten aus der gleichen Region, aus Mähren, und waren in Prag in Kontakt geblieben. Šamánek war ein hervorragender Herzspezialist, hatte das Kinderherzzentrum in Prag gegründet und ein republikweites Behandlungssystem für Kinder mit Herz- und Gefäßerkrankungen ins Leben gerufen. Man traf sich zu viert, Šamánek mochte meinen Vater – wer tat das nicht? –, aber der verriet mir nichts von dieser Bekanntschaft, als ich, beflügelt vom privaten Glück, auch mein berufliches testete und mich im Kinderherzzentrum von Šamánek bewarb. Dass der Faktor Vater eine Rolle dabei gespielt haben könnte, dass ich dort zum Vorstellungsgespräch eingeladen wurde und die Stelle darum schlussendlich auch bekam, wurde mir aber recht schnell klar, als ich beim Professor im Büro saß. »Du heißt Kostelka? Du bist der Sohn von Lubomir«, stellte der nur fest, und das war's. Ab diesem Moment durfte ich mich Assistenzarzt für Kinderherzchirurgie nennen.

*

Mein Tutor war damals Professor Bohumil Hučin. Er hatte 1977 die Fachabteilung für Kinderkardiologie und Herzchirurgie am Motol-Klinikum gegründet und in seiner bis 2004 dauernden aktiven Karriere unzählige Kinderherzen operiert und Fachärzte ausgebildet. Hučín war ein freundlicher, bescheidener Mann. Die Menschen – und auch ich – mochten ihn und vertrauten ihm.

Als ich meine Stelle bei Professor Hučin antrat, war ich hoch motiviert, ich wollte lernen. Doch im strikten System der Tschechoslowakischen Sozialistischen Republik (ČSSR), das auch den medizinischen Bereich im Würgegriff hatte, prallte ich immer wieder an Wände, an vermeintliche Kompetenzen, die mit Zähnen und Klauen verteidigt wurden, und an für mich oft nicht nachvollziehbare Restriktionen. Warum durfte man nirgendwo hinreisen, um sich anzusehen, wie andere Länder operierten? Warum arbeiteten wir mit den immer gleichen Maschinen, Materialien und Methoden? Im Kollegium hatte ich, der Jüngste, der ständig forderte, Neues auszuprobieren, bald den Ruf eines Querulanten. Dann kam 1989 die Samtene Revolution – und alles änderte sich schlagartig.

Schon im August 1988 hatte es eine Demonstration gegen die Führung der ČSSR gegeben. Tausende Menschen waren in Prag auf die Straßen gegangen. Es war der erste Protest, weitere folgten über die nächsten Monate hinweg. Die Polizei ging hart gegen die Demonstrierenden vor, aber die ließen sich nicht abbringen von ihrer Forderung nach Freiheit, Demokratie und Menschenrechten. Im November 1989 eskalierten die Proteste: Bei gewaltsamen Übergriffen verletzte die Polizei rund 600 Demonstrierende. Die Wucht dieses Ereignisses war so groß, dass sich die breite Bevölkerung mit den Protestierenden solidarisierte. Dieser Tag, der 17. November 1989, gilt als Auftakt der »Samtenen Revolution«. Einer Revolution, in deren Bugwelle sich im ganzen Land Bürgerforen bildeten, Generalstreiks ausgerufen wurden und schließlich die Tschechoslowakei in die beiden unabhängigen Staaten Tschechien und Slowakei geteilt wurde. Das System war zerfallen, und mein Vater, der sich nie mit dem kommunistischen Machtapparat hatte anfreunden können, schwankte zwischen Wut darüber, dass sich viele ehemalige Kommunisten nun eifrig zum Kapitalismus bekannten, und Freude darüber, jetzt freiheraus seine Meinung sagen und Filmrollen annehmen zu können, die er ohne den Umbruch nie angeboten bekommen hätte.

Auch für mich ergaben sich durch die Öffnung des Landes berufliche Möglichkeiten, die meine kühnsten Hoffnungen übertrafen. Professor Hučín, der selbst Ende der 60er-Jahre einige Zeit im Hospital for Sick Children in der Great Ormond Street in London gearbeitet hatte, schlug mich 1990, wenige Monate nach dem Fall der ČSSR, als Leiharzt für die britische Institution vor. An sich hätte ich, der ich nur über Schulenglischkenntnisse verfügte, einen Sprachnachweis erbringen und alle möglichen Zeugnisse und Zertifikate vorlegen müssen, um auch nur in die nähere Auswahl für eine solche Position zu kommen. Doch Hučín, mein Tutor an der Prager Klinik, hatte mit Professor Jaroslav Stark studiert, der mittlerweile als Chirurg in der Great Ormond Street arbeitete. Kurzerhand hatte er seinen alten Bekannten kontaktiert und ihm erklärt, dass ich absolut geeignet sei und er mich quasi nehmen *müsse*. Unbesehen, weil Formalitäten nur ausbremsten. Er muss sehr überzeugend gewesen sein, denn ich wurde zum vierten Arzt in der Geschichte des Herzzentrums Prag, der die Chance bekam, ein Training über zwölf Monate im berühmten Londoner Kinderkrankenhaus zu absolvieren. An einem Institut, an dem ein riesiger Trupp potenzieller – und hoch qualifizierter – Kandidaten aus der ganzen Welt um eine (befristete) Stelle buhlte. Mit Sprachnachweis.

Doch Jaroslav Stark vertraute seinem alten Freund Hučín, setzte sich für mich ein und verhalf mir damit auf eine Art berufliche Vorfahrtstraße. Das Great Ormond Street Hospital, kurz GOSH, ist eines der größten Zentren der Welt für die Behandlung angeborener Herzfehler und Herztransplantationen bei Kindern und das größte Großbritanniens. Es öffnete 1852 mit nur zehn Betten seine Pforten. Am Valentinstag, dessen Symbol – genau – das Herz ist. Dort gab es die erste medizinische und chirurgische Abteilung, die sich ausschließlich der Diagnose und Behandlung von Kindern mit Brustkorb- und Herzerkrankungen widmete. Über Jahrzehnte entwickelten Forschende und Ärzte dort neue Techniken und Therapien, die die Kinderherzchirurgie prägten und bis heute eingesetzt werden. Einer dieser Pioniere war Jaroslav Stark, und genau der sollte einer meiner Mentoren am GOSH werden.

*

Als ich im September 1990 in Großbritanniens Hauptstadt ankam, war ich überwältigt. Für mich war es, abgesehen von einem Urlaub in Bayern vor vielen Jahren, die erste Reise ins Ausland. Das London der 90er-Jahre pulsierte. Alles war anders, greller, schneller als in Prag, so voller Möglichkeiten. Ein Kultur-Clash, den ich im Kleinen auch im Hospital erlebte. Dort, in der Kinderklinik, gab es modernste Geräte und innovative Arbeitsstrukturen. Fast wirkten die Operationen, denen ich als Gastarzt beiwohnen durfte, ein wenig wie Shows auf mich: Sie waren fein durchchoreografiert, ein bisschen selbstdarstellerisch, zeigten viel fachliche Kunst. Für mich war das GOSH ein

Füllhorn an Wissen, der Operationssaal eine glitzernde Bühne. Da erschien es mir nur passend, dass in Großbritannien der Operationssaal tatsächlich *theatre* genannt wird. Auch wenn dieser Begriff, wie ich später erfuhr, ursprünglich wohl aus einer Zeit stammt, in der die Räume noch nicht steril waren und bevölkert von wissbegierigen Studierenden und neugierigen Zuschauern, die das Tun der Chirurgen beobachteten.

Anders als ich hatten sie nur schauen, nicht machen dürfen. Ich stand dagegen jeden zweiten Tag im OP, durfte assistieren, lernen, mitarbeiten. Entsprechend waren London und das GOSH für mich als wissbegierigen angehenden Facharzt ein Paradies. Wenn auch eines, das etwas schroff und zu Beginn ziemlich schräg war.

Mit meiner Frau war besprochen, dass ich die ersten beiden Monate allein in London sein würde, um mich ein wenig einzuleben und an die Arbeit zu gewöhnen. Dann würde sie mit unserem damals zweijährigen Sohn David für sechs Monate nachkommen. Das GOSH stellte mir eine Wohnung genau gegenüber des Klinikgebäudes zur Verfügung, ein Dachgeschoss aus Holz und Glas. Was nach luxuriösem Loft klingt, war jedoch eher ein zugiger Adlerhorst. Das verbaute Holz hatte sich über die Zeit verzogen. Der Boden war so schief, dass ich eine Münze darauf rollen lassen konnte, und durch das verglaste Dach tropfte es, wenn es regnete oder schneite. Mich selbst störte das nicht besonders, ich war kaum zu Hause. Der Dienst im Great Ormond Children's Hospital begann um 7:30 Uhr und endete, wann er endete – was meist ziemlich spät war. Wenn ich nicht im OP-Saal assistierte, war es meine Aufgabe, Eltern und Kinder in Empfang zu nehmen, ihre Daten zu erfassen und den kleinen Patienten Blut abzunehmen. Glauben Sie mir: Ich hätte lieber im Operationssaal übernachtet, als mich durch diese Aufnahmeprozedur zu quälen. Während ich keinerlei Probleme hatte, mich mit den Ärzten und Schwestern zu verständigen, konnte ich mit dem, was aus dem Mund vieler Eltern auf mich einprasselte, wenig anfangen. Kaum jemand sprach Schulbuchenglisch, und mit dem harten Schottisch, dem näselnden Irisch und dem kryptischen Cockney, das sich für mich anhörte wie ein Dialekt vom Mars, hatte ich enorme Schwierigkeiten. Lediglich mit viel Mühe verstand ich, wo das Problem lag. Hätten Sie gewusst, dass die elterliche Diagnose »He must have hurt his mincers by watching too much custard« bedeutete, dass der Kleine sich wohl seine Augen durch zu viel Fernsehen verdorben haben müsse? Denn im Cockney Rhyming Slang der Ostlondoner Arbeiterschicht assoziiert man mit *eyes* die *mince pies* (*mincers*), mit *television* (kurz: *telly*) *custard and jelly*.

Was aber schlimmer war: Ich konnte andersherum die Kinder auch schlecht beruhigen, wenn ich mich mit der Nadel zur Blutabnahme näherte. Nicht nur einmal musste ich eine Schwester anrufen, weil ein Kind angesichts des seltsamen Mannes (mir) und seinem eckig ausgesprochenen »ste kam« (*stay calm*, bleib ruhig) so schrie, dass ich die Spritze nicht ansetzen konnte. Es war nervenaufreibend. Für beide Seiten.

Umso mehr genoss ich die drei Tage pro Woche, an denen ich mit einem meiner drei Mentoren im Operationssaal stand, einem von drei *theatres*, in denen die Chirurgen rotierten. Übrigens: In Großbritannien werden die Chirurgen nicht Doktor genannt, sondern Mister. Ein Überbleibsel aus dem 18. Jahrhundert, als Vertreter dieser Ärztezunft selten eine formelle medizinische Qualifikation besaßen – was angesichts ihres Tätigkeitsfeldes etwas beunruhigend ist. Über einen Mangel an Fachkenntnis konnte ich mich bei meinen drei Tutoren jedoch ganz und gar nicht beschweren. Die Professoren Jaroslav Stark, Marc de Leval und Martin Elliott waren jeweils auf ihre Art herausragende Mediziner und echte Juwelen für mich.

Jaroslav Stark, auch Jarda genannt, gehörte zu der Generation Chirurgen, welche die Kinderherzchirurgie revolutioniert haben. Er war 1968 aus der Tschechoslowakei nach Großbritannien ausgewandert. Kern seines Tuns und Ausbildens war, zu vermitteln, wie wichtig es ist, Verantwortung für das eigene Handeln, die eigenen Entscheidungen zu übernehmen. Zusammen mit seinem Sohn, einem Mathematikprofessor, erarbeitete er zudem Berechnungswerkzeuge, um die Ergebnisse kardiologischer Eingriffe bei Kindern quantitativ zu bewerten. So ließ sich schwarz auf weiß erkennen, welche Maßnahmen zuverlässig funktionierten und wo es mehr Probleme oder Unsicherheiten gab. Jarda war es auch, der meinen zweiten Tutor, den Belgier Marc de Leval, 1974 in die Great Ormond Street holte. In seiner beruflichen Laufbahn veröffentlichte de Leval über 300 Arbeiten, wobei seine Studien zur modifizierten Blalock-Taussig-Methode, zu Fontan-Kreislauf und Switch-Operationen besonders hervorstechen. Der Balock-Taussig-Shunt, bei dem ein Gore-Tex-Röhrchen als Umleitung für das Blut zur Lunge gesetzt wird, hat die Sterblichkeit junger Patienten merklich verringert. Jarda und Marc wurden eines der begabtesten, erfolgreichsten Duos auf dem Gebiet der Kinderherzchirurgie.

Der jüngste meiner drei Londoner Lehrmeister war der Brite Martin Elliott. Er hatte weniger Erfahrung als die anderen beiden. Doch er war auch risikofreudiger als seine gut 15 Jahre älteren Kollegen. Von ihm habe ich gelernt, dass Mut und Enthusiasmus in gewissem Rahmen angebracht, bei hochkomplexen, neu durchgeführten Operationen ohne Erfahrung aber keine guten Berater sind.

*

Wenn ich eine Operation annehme, dann bin ich verantwortlich für alles, was geschieht. Meiner Meinung nach auch für das Leben, das der Patient nach dem Eingriff führen können wird. Deshalb gehört es für mich dazu, im Angang auf eine Operation immer auch den schlechtesten Fall in meine Überlegungen miteinzubeziehen. Gegebenenfalls steht am Ende dieser Überlegungen, dass ich nicht eingreifen und der Erkrankung ihren Weg lassen werde. Das klingt hart. Im Fall des kleinen Jungen, der in meiner Assistenzzeit in London einmal im *theatre* nicht erfolgreich behandelt wurde, wäre es, so bin ich überzeugt, jedoch besser gewesen. Er hat mir die Augen für meine heutige Denkweise geöffnet: Es geht nicht allein ums Überleben, sondern auch um die Lebensqualität.

Der Säugling, Thomas, war mit einer Transposition der großen Arterien (TGA) zur Welt gekommen. Das bedeutet, am Herz sind die Ursprünge der Körperschlagader und der Lungenschlagader vertauscht. Ein so »fehlverkabeltes« Herz kann den Körper nicht versorgen, das Kind gerät in einen Sauerstoffmangel, der sich daran erkennen lässt, dass Haut und Lippen bläulich schimmern. Wenig überraschend: So ein Zustand ist nicht lange zu überleben. Deshalb versucht man, den Fehler möglichst schon vor der Geburt, spätestens jedoch kurz danach, in der ersten bis maximal dritten Lebenswoche, zu korrigieren. Bei uns in Leipzig klappt das in 99 Prozent der Fälle mit der sogenannten Switch-Operation, bei der die vertauschten Gefäße operativ »zurückgetauscht« werden. Diese führte der libanesische Herzchirurg Adib D. Jatene 1975 in Brasilien erstmals durch. Allerdings lässt sie sich nur vornehmen, wenn der Kreislauf des Säuglings stabil, das Kind mindestens fünf Tage alt und der Ductus, das Gefäß, das im Mutterleib Haupt- und Lungenschlagader des Kindes verbindet und sich nach der Geburt langsam schließt, noch ausreichend offen ist. Ist das nicht der Fall, versucht man mit dem Rashkind-Manöver, benannt nach dem Kardiologen Professor William Rashkind, der am Children's Hospital in Philadelphia tätig war, den Vorhofseptumdefekt zumindest zu erweitern und die Sauerstoffversorgung zu erhöhen, indem der Ductus zusätzlich künstlich offen gehalten wird. So lässt sich Zeit für einen späteren Eingriff gewinnen. Bei diesem Manöver vergrößert der Kardiologe mit einem Ballonkatheter, der mit Flüssigkeit gefüllt und entfaltet wird, das meist noch vorhandene und im Mutterleib zur Versorgung notwendige Loch in der Trennwand zwischen den beiden Herzvorhöfen. So entsteht eine Verbindung, und das Blut kann sich ausreichend mischen, um den Körper mit Sauerstoff zu versorgen. Allerdings ist das keine nachhaltige Lösung, sondern eher ein bisschen so, wie wenn man einen Bachlauf durch eine provisorische Rohrkonstruktion leitet, bis das Flussbett ausgehoben ist.

Dieses Ausheben ist im Fall des »falsch verkabelten« Herzens die Switch-Operation. Bei diesem Eingriff, der mithilfe der Herz-Lungen-Maschine im Herzstillstand und einer Abkühlung der Körpertemperatur auf 28 Grad durchgeführt wird, durchtrennt der Chirurg die fehlerhaft angeschlossenen großen Gefäße und näht sie richtig herum wieder an. Das Komplizierte daran ist, dass auch die filigranen Herzkranzarterien mit umgepflanzt werden müssen. Die haben bei einem Baby nicht einmal einen Durchmesser von zwei Millimetern. Geschieht das nicht, kann der Herzmuskel nicht genügend Sauerstoff und Blut aus seinem eigenen Kreislauf herausziehen. Bringt der Chirurg aber Zug auf diese feinen Gefäße oder knickt sie ab, droht ein Herzinfarkt. Ein weiteres Risiko ist, dass für den Switch-Eingriff der Kreislauf »angehalten« werden muss. Ließe man das Herz weiterschlagen, würde es sich bei jedem Schlag bewegen. Folglich wäre es unmöglich, die feinen Gefäße präzise zu durchtrennen und neu zu verbinden. Durch die Bewegung entstünde ein Zug, der Gefäßverletzungen und Risse deutlich wahrscheinlicher machen würde. Auch würde das Herz unkontrolliert Blut in den Bereich pumpen, in dem der Chirurg arbeitet, wodurch er kaum noch Strukturen erkennen könnte.

Die Gefahr: Durch den gewollten Herzstillstand und die Umleitung der Versorgungskreisläufe auf eine Herz-Lungen-Maschine, die für die Zeit der Operation die Pumparbeit des Herzens und den Gasaustausch der Lunge übernimmt, wird das Blut zähflüssiger. Das wiederum liegt daran, dass es abgekühlt werden muss, um den Stoffwechsel zu verlangsamen und so die Organe zu schützen. Sie werden in eine Art Winterschlaf versetzt, in dem sie weniger Energie und Sauerstoff benötigen. Anders würden sie über die Dauer der Herzstilllegung – etwa eine bis eineinhalb Stunden – mit der durch den ausgelagerten Kreislauf eingeschränkten Versorgung nicht auskommen.

Durch dieses zähflüssigere Blut, ein Effekt ähnlich dem, wenn man Honig in den Kühlschrank stellt, erhöht sich jedoch die Gefahr von Nierenschäden, besonders bei Säuglingen, da deren Organe noch nicht vollständig ausgereift sind. Es erfordert viel Erfahrung und genaues Monitoring, damit das nicht passiert.

*

Im Fall von Thomas wurde trotz sehr komplexer Anatomie der Herzkranzarterien die Indikation zur Switch-Operation gestellt. Die Maßnahme wurde als angebracht erachtet, das Risiko jedoch hier nicht objektiv eingeschätzt. Mit schweren Folgen. Er erlitt nach der Operation eine akute Herzinsuffizienz, das Low-Cardiac-Output-Syndrom. Das ist eine gefürchtete Komplikation bei herzchirurgischen Eingriffen und bedeutet, dass das Herz zu schwach und nicht dazu in der Lage ist, eine ausreichende Versorgung des Körpers mit Blut sicherzustellen. Der Blutdruck sackt infolgedessen gefährlich ab, die Blutgefäße verengen sich und der Körper übersäuert. Zwar starb der kleine Junge nicht, aber seine Nieren versagten. Das bedeutete, er war noch nicht einmal richtig in der Welt und schon dialysepflichtig. Nach etwa einem Dreivierteljahr bekam Thomas eine Nierentransplantation. Auch das Herz berappelte sich, der Herzmuskel entwickelte sich gut. Doch die Kortikoide und Immunsuppressiva, die der Junge nach der Nierentransplantation nehmen musste, setzten seinem kleinen Körper zu. Diese Abwehrkräfte unterdrückenden Medikamente und Hormone, die verhindern sollen, dass die Spenderniere abgestoßen wird, haben im Säuglingsalter starke Nebenwirkungen. Das Gesicht des Jungen ging auf wie ein Hefeteig – Moonface heißt das in der Medizin. Überall wuchsen dem Kind Haare, der Körper blähte sich förmlich auf.

Klar war: Der Herzdefekt war behoben. Ein normales Leben würde der kleine Thomas trotzdem nie führen können; und das seiner Familie würde sich fortan hauptsächlich um ihn drehen müssen. Ihr Kind war ein Pflegefall, hatte ständig gesundheitliche Probleme, war Dauergast im Krankenhaus. Ich habe gesehen, wie Leid aussieht, und das war Leid in einer sehr reinen Form.

Niemandem möchte ich so etwas zumuten. Deshalb habe ich schon Angebote, Kinder zu operieren, zurückgezogen, wenn ich der Ansicht war, die Lebensqualität könnte dadurch dauerhaft zu sehr eingeschränkt werden. Beispielsweise im Fall eines Neugeborenen, bei dem die großen Gefäße verkehrt herum angesetzt waren, zudem aber auch die Kranzarterien eine Anomalie aufwiesen, die ein Standardvorgehen verhinderte: Statt einer Switch-Korrektur, bei der die großen Gefäße zurückgetauscht werden, wäre nur eine Senning-OP infrage gekommen, bei der die Gefäße bleiben, wo sie sind, und mit einem »Tunnel«, dem Baffle, aus eigener Herzinnenhaut der Blutstrom im Herzvorhof umgelenkt wird. Das belastet die Herzkammer, die für den Lungenkreislauf und nicht den höheren Druck des Körperkreislaufs ausgelegt ist. Dieses Risiko wollte ich nicht eingehen, weshalb die Eltern den Eingriff in einer anderen Klinik durchführen ließen. Drei Tage später war das Kind tot.

*

Natürlich, Eingriffe am Herz kleinster Kinder erfordern immer Mut. Es liegt aber in der Verantwortung des Operateurs, einzuschätzen, wann der Mut in Richtung Leichtsinn oder Selbstüberschätzung kippt. Ich habe aus Erlebnissen wie dem mit Thomas gelernt, dass es nicht die Priorität sein darf, Mut zu beweisen, wenn das auf Kosten eines anderen Menschen gehen könnte. Man muss erkennen, wann man an seine Grenzen stößt, und dann jemanden um Hilfe bitten, der besser und erfahrener ist als man selbst. Die richtige Entscheidung, wann und wie Patienten am Herz zu operieren sind, ist das Alpha und Omega des Erfolges. Ich bin für solche grundlegenden Entscheidungen für meine Kollegen immer abrufbar. Immer. Das Gleiche gilt für während der Operation entstehende Komplikationen, deren Beherrschung außerhalb der Reichweite des jüngeren Operateurs liegt.

Zuschauen, aufschreiben, anpassen

Ich hatte das Glück, in meiner Zeit in London zigmal einigen der weltbesten Kinderherzchirurgen zu assistieren. Zwei Tage pro Woche operierte Martin Elliott, an drei Tagen waren es Jarda Stark und Marc de Leval. Ich rotierte, wie auch die anderen Gastärzte, zwischen den dreien in dreimonatigen Abständen, war bei jedem Eingriff dabei und machte mir abends zu Hause Notizen, was ich vom Gesehenen sinnvoll und nachvollziehbar fand, was anders hätte laufen können oder müssen und was ich an ihrer Stelle getan hätte. Stapelweise Notizen kamen so zusammen, sie waren einige der wichtigsten tragenden Fundamentsteine für meine heutige Art zu operieren. Noch heute gehe ich nicht nur vor einer Operation jeden Schritt inklusive Plan B und C immer wieder durch. Ich setze mich auch danach hin und repetiere, was gut lief und vor allem was hätte besser laufen können. Nur wer weiß, wo Fehlerquellen liegen, kann sie vermeiden. Und das ist besonders wichtig, wenn es um Menschenleben, um die Existenz winziger Babys, geht.

Ein Vorbild in Sachen Selbstreflexion war schon damals für mich Marc de Leval. Lange bevor ich nach London kam, hatte ich sein Tun verfolgt. In den 70er-Jahren hatte er eine sehr erfolgreiche Phase gehabt, in der er große, aufwendige Switch-Operationen an herzkranken Neugeborenen durchführte. 52 kleinste Babys operierte er ohne einen einzigen Verlust. Bald danach jedoch schlug diese »Superserie« um. Die Patienten 53, 54, 59, 63, 64, 67 und 68 verstarben. Sieben Kinder, in sehr dichter Reihenfolge. De Leval hätte das mit dem Willen der Natur abtun und hinnehmen können. Doch stattdessen hinterfragte er, was bei diesen Eingriffen schiefgelaufen sein könnte. Was *er* übersehen oder falsch gemacht haben könnte. Bei so kleinen Kindern sind die Herzen winzig und die Herzkranzgefäße millimeterzart. Vertut sich der Operateur auch nur um ein My beim Durchtrennen oder Ansetzen, kommt es unweigerlich zum Desaster.

Marc de Leval analysierte deshalb nicht nur genau jedes Detail der sehr komplexen Operationen, sondern auch seine eigene chirurgische Leistung. Und zwar so kritisch, dass er, der gestandene Kinderherzchirurg, sich als »Azubi« an eine andere Klinik begab, um sich von den dortigen Topchirurgen, bei denen diese Komplikationen nicht aufgetreten waren, ihr Vorgehen detailliert zeigen zu lassen. Das ist in etwa so, als würde Lionel Messi nochmals ins Sportinternat gehen. Marc de Leval entwickelte geradezu eine Besessenheit, was die Perfektionierung von Operationsmethoden zugunsten der Patientensicherheit betraf. All seine Erkenntnisse, alle Eingriffe, wertete er mit einem Programm aus, das sonst in der Luftfahrtindustrie genutzt wurde. Er prüfte, ob die verstorbenen Säuglinge bestimmte Risikofaktoren gehabt hatten, die zum Tod geführt haben könnten, schaute sich seine eigenen technischen Fehler genau an und glich sein chirurgisches Vorgehen mit dem seiner Tutoren ab. Er veröffentlichte all diese Erkenntnisse in einem bemerkenswerten Paper. Vor allem aber nahm er sein Wissen mit ins *theatre*. Und siehe da: Danach hatte er nur noch hervorragende Ergebnisse.

Wenn die Intensivstation zum OP-Saal wird – Liams Fall

London war für mich eine extrem intensive, anspruchsvolle Zeit. Von den italienischen Lederslippern, die ich damals für die einzig akzeptablen Schuhe hielt, lief ich während meiner Gastarztmonate zwei Paar durch. Ich nahm in wenigen Wochen zwölf Kilogramm ab. Als nach zwei Monaten meine Frau am Flughafen Heathrow landete, marschierte sie im Abholbereich glatt an mir vorbei, weil sie mich nicht wiedererkannte.

Wäre ich nicht erst Anfang 30 gewesen, wäre vermutlich mehr auf der Strecke geblieben als ein paar Kilogramm Körpergewicht, einige Lederschuhe und, nun ja, zumindest zeitweise mein Rücken. Der verzieh es mir lange nicht, dass ich zusammen mit Martin Elliott eine Notoperation am Krankenbett durchführte. Richtig gelesen. Wir haben nicht im OP-Saal operiert, sondern im Intensivstationsbett.

*

Es war ein großer Tag für den zehnjährigen Liam. Der Tag, an dem er ein neues Herz bekommen würde. Endlich würde er mit den anderen Kindern in seinem Block herumtoben und Cricket spielen können, ohne sofort außer Atem zu kommen. Er konnte es kaum erwarten.

Bei Liam war eine dilatative Kardiomyopathie festgestellt worden. Bei dieser Erkrankung dehnt sich die linke Herzkammer genetisch bedingt so weit, dass sie nicht mehr richtig pumpen kann. Über die Zeit entsteht eine schwere Herzinsuffizienz, das Herz kann seinem »Versorgungsauftrag« nicht mehr nachkommen. Die einzige Möglichkeit, diesen Defekt zu korrigieren, ist, das Herz auszutauschen. Heute sollte es so weit sein – und der kleine Junge schien deutlich weniger nervös als seine Eltern, die ihm recht bleichgesichtig hinterhersahen, als ihn die Schwester aus dem Zimmer ins *theatre* rollte. Elliott und ich waren ebenso zuversichtlich wie der kleine Junge. Es handelte sich um eine zu dieser Zeit schon gewöhnliche Herztransplantation, die im GOSH keine Ausnahme war. Der Knackpunkt lag in der Nachbehandlung und dem schwer vorherzusagenden Prozess, ob der Körper das Herz annehmen würde.

Die Operation verlief erwartungsgemäß reibungslos. Doch kurz nachdem wir das Herz eingesetzt und Liam auf die Intensivstation verlegt hatten, trat die schlimmstmögliche Befürchtung ein. Das Spenderorgan versagte. Herzstillstand. Die einzige Chance, den Jungen am Leben zu halten, war, ihn an eine bettseitige Herz-Lungen-Maschine anzuschließen: die sogenannte ECMO (Extrakorporale Membranoxygenierung) – ein System, das eine ausreichende Sauerstoffversorgung gewährleistet und die Arbeit des ausgefallenen Organs übernimmt. Liam, der sich so auf das Cricketspielen mit seinen Freunden gefreut hatte, der so lange auf ein Spenderorgan gehofft hatte, besaß nun weder ein neues noch sein altes schwaches Herz. Von einem Moment auf den anderen hatte er gar keines mehr.

*

Im Schnitt warten Kinder in Großbritannien rund ein Jahr auf ein Spenderherz. Trotz eines Systems, im Zuge dessen die Menschen nicht – wie hier in Deutschland – aktiv der Organspende zustimmen, sondern ihr widersprechen müssen, wodurch deutlich mehr Spenderorgane verfügbar sind. Normalerweise wäre das Herzversagen Liams Todesurteil gewesen. Ohne ein neues Spenderherz hätte er maximal drei Wochen an der ECMO überleben können. Durch den langfristigen Kontakt des Körpers mit den künstlichen Oberflächen der Maschine entstehen leicht Blutgerinnungsstörungen, die Anzahl der Blutplättchen verringert sich, was beides das Risiko für Blutungen erhöht, und auch Entzündungen können entstehen.

Eine Alternative zu Herz-Lungen-Maschine und Spenderorgan wäre ein Kunstherz gewesen. Aber das einzusetzen war damals noch kein Routineeingriff, und selbst wenn, hätte es lediglich eine Übergangslösung sein können, um Zeit zu gewinnen, bis ein echtes Herz gefunden war. Denn zum einen wächst ein künstliches Organ nicht mit und verschleißt über die Jahre. Zum anderen besteht eine erhöhte Gefahr von Thrombosen, also Blutgerinnseln, die Gefäße verstopfen und schlimmstenfalls einen Schlaganfall verursachen können. Wir befanden uns in einer Sackgasse. Dachten wir zumindest.

Denn der Cricket-Gott meinte es gut mit Liam. Innerhalb von nur vier Tagen fand sich in London ein Herz, das zu ihm passte. Ein kleines Wunder, das so schnell und unerwartet passierte, dass niemand im GOSH auf einen erneuten Eingriff vorbereitet war. Doch jede Stunde, die verstreicht, bedeutet eine Belastung des Spenderherzens, das ja außerhalb eines menschlichen Körpers weiter »überleben« muss. Je länger es »draußen« ist, desto höher wird die Wahrscheinlichkeit für spätere Komplikationen wie eben ein Versagen oder Abstoßen. Eines der *theatres* am GOSH herzurichten hätte zu lange gedauert. Deshalb beschloss Eliott, Liam kurzerhand in dessen Bett auf der Intensivstation zu operieren. Ich war perplex, als der Professor mir seinen Entschluss mitteilte, machte aber, was er mir sagte. Eliott ging öfter Risiken ein, er hatte starke Nerven – und bei einer Operation auf der Intensivstation hatte Liam dank Eliotts Erfahrung mutmaßlich noch immer gute Überlebenschancen. Also wurde die Intensivstation zum OP-

Saal, das Intensivbett zum Operationstisch und der Eingriff zu einem der ungewöhnlichsten meines Lebens.

Drei harte Stunden waren es, die wir da über das niedrige Bett gebeugt standen und operierten. Wäre ich nicht so jung gewesen, würde ich vermutlich noch immer im rechten Winkel nach vorn gebeugt herumlaufen. So aber hatten sich die Rückenschmerzen nach einigen Tagen zum Glück wieder erledigt – und sie hatten sich gelohnt. Liam wurde nach einem Monat entlassen. Nach sechs Monaten stand er auf dem Platz ... und spielte Cricket.

Stress, Sights und Shakespeare

Die Zeit im Kinderhospital in der Great Ormond Street verflog geradezu. Meine Frau Ivana und meinen Sohn David sah ich aufgrund der hohen Arbeitsbelastung kaum. Nicht ideal, aber sie verstand, wie wichtig diese Monate in der britischen Hauptstadt für mich waren. Ivana wusste, welch hohen Stellenwert mein Beruf in meinem Leben einnahm und dass diese Hospitation ein Geschenk war, das für mich so wertvoll, so unerwartet war, dass ich es niemals ablehnen oder nur halbherzig im GOSH hätte arbeiten können. Sie selbst war Krankenschwester gewesen. Sie kannte den Hospitalbetrieb und wusste, dass »nur ein bisschen mitmachen« in einem solchen Umfeld nicht funktionierte. Ich wiederum wusste, dass meine Frau sich überall zu behaupten wusste – und das tat sie.

Auch wenn sie sich aufgrund der Sprachbarriere sicherlich etwas einsam fühlte, eroberte sich Ivana London, diese lebendige Stadt. Vermutlich hat sie in ihren sechs Monaten dort mehr Sehenswürdigkeiten von innen gesehen als ich in meiner deutlich längeren Zeit vor Ort. Eine Sache für meine Familie zu tun, hatte ich allerdings trotz des hohen Arbeitsdrucks geschafft: der Klinikleitung vor der Ankunft meiner Frau und meines Sohnes klarzumachen, dass eine Wohnung mit schiefem Boden und undichtem Dach keine optimale Umgebung für ein kleines Kind war. Es hatte einige Überzeugungsarbeit gekostet, aber meine Sportlermentalität ließ mich trotz erschwerter sprachlicher Bedingungen nicht nachgeben in meiner Argumentation. Schlussendlich bekamen wir eine Wohnung in der Guilford Street Nummer 5, ein paar Hundert Meter vom Kinderhospital entfernt. Eine normale, gerade, dichte und gemütliche Unterkunft in einem Backsteingebäude mit grauem Dach, in dem ich ähnlich wenig Zeit verbrachte wie in meinem vorherigen Apartment. Doch wann immer es möglich war, und das war meist an einem der beiden Wochenenden pro Monat, an denen ich keinen Dienst in der Klinik hatte, unternahmen wir etwas als Familie. *Good Lord!* London und der gesamte Landstrich hatten wirklich etwas zu bieten. Damals konnten wir uns noch ohne Einschränkungen die Universitäten Oxford und Cambridge ansehen, die Bibliotheken, die Vorlesungsräume, die parkähnlichen Anlagen ...

»Hier ist schon so viel für die Zivilisation und Wissenschaft gemacht worden«, ging es mir durch den Kopf, als wir über den Campus schlenderten, und ich spürte eine Art Verbundenheit mit diesen Orten. Durch meine Arbeit in London war ich dem dort vermittelten Wissen nähergekommen. Ich hatte das Gefühl, ein winziger Teil dieser atemberaubenden Geschichte des Wissens zu sein – und wie sollte man Zusammenhänge verstehen und Entwicklungen nachvollziehen können, ohne Wissen und Geschichte, sei es in der Medizin, der Mathematik oder Philosophie?

Auch der künstlerisch-kulturell interessierte Teil meiner Seele bekam Streicheleinheiten: durch die Besichtigung der Westminster Abbey mit ihren bunten Fenstermalereien und üppigen Ornamenten, von Windsor Castle mit den reich verzierten Bogengängen, den Goldapplikationen und alten Ölgemälden oder Stratford-upon-Avon, Shakespeares Heimatstadt. Als wir dort durch die Straßen schlenderten, vorbei an putzigen Fachwerkhäusern und liebevoll gestalteten Blütenarrangements, konnte ich nicht umhin, an meinen Vater zu denken. Ohne ihn, der mir schon früh den großen britischen Dichter nahegebracht hatte, hätte ich nie einen Fuß in dieses zauberhafte Städtchen gesetzt. Leider konnten wir den Ausflug nicht wiederholen, als mein Vater nach London kam, denn wir hatten kein Auto mehr und das Netz der öffentlichen Verkehrsmittel war für uns nicht einfach zu entschlüsseln – und fiel damit aus.

Das Fahrzeug, mit dem wir uns in der ersten Zeit in Großbritannien fortbewegten, hatte uns ein Freund geliehen: klassisch europäisch, kontinental gebaut, mit dem Lenkrad auf der linken Seite; und mehr als einmal musste meine Frau mir auf Familienausflügen beim Überholen die jeweilige Situation schildern und mir grünes Licht zum Vorbeiziehen geben. Für mich war und blieb es ein Horror, immer an den »umgedrehten« Verkehr zu denken.

Mit meinem Vater bewegte ich mich mangels eines für außerhalb der Stadtgrenzen geeigneten Fortbewegungsmittels innerhalb Londons fort, und wir klapperten die Hauptsehenswürdigkeiten ab. Da er kein Englisch sprach oder verstand, waren kulturelle Angebote wie Theater oder Kino für ihn, obgleich Schauspieler, nicht interessant. Auch wenn für mich vieles Wiederholung war, genoss ich die Zeit mit meinem Vater. Wir hatten eine gute Beziehung und uns gegenseitig viel zu verdanken. Er hatte mich zu einem mutigen, selbstbewussten Mann erzogen, der sich immer hatte ausprobieren dürfen: als Kind und Jugendlicher – in kleinen Rollen bei seinen Filmen – und auch als junger Mann und Erwachsener in meinem Bestreben, Mediziner zu werden. Dank seiner Kontakte war ich zur Chirurgie gekommen. Dadurch, dass er mich auch im Sport förderte, erwarb ich die Ausdauer und Entschlossenheit, die ich brauchte, um so erfolgreich in meinem Beruf zu werden, wie ich es heute bin. Ich andererseits habe meinem Vater mehrfach das Leben gerettet. Wortwörtlich. Zweimal reanimierte ich ihn, als er – einmal mit Herzrhythmusstörungen, einmal mit einem Herzinfarkt – zusammenbrach, einmal entdeckte ich ein Melanom auf seiner Haut, am Rücken, als er sich in meinem Beisein umzog. Diese muttermalartige Erhebung war ein Symptom bösartigen Hautkrebses – wäre der nicht so früh entdeckt und behandelt worden, wäre mein Vater vermutlich sehr viel früher gestorben als 2018, mit 91 Jahren.

Ein Schulmediziner bei der Energietherapie

Aber nicht nur mein Vater, auch ich blieb von unangenehmen Körperwucherungen nicht verschont. Aus London brachte ich zwar jede Menge neuer Eindrücke, lehrreicher Erfahrungen und großer Visionen mit zurück nach Prag, aber auch ein Magengeschwür. Ein heftiges, wie mir der Arzt kundtat, bei dem ich vorstellig wurde, nachdem meine Magenschmerzen seit Wochen nicht verschwinden wollten. So heftig, dass er mir dazu riet, meinen Job aufzugeben und mir etwas Ruhigeres zu suchen. »So können Sie nicht weitermachen. Das ist zu viel Stress«, beschied er mir. Für gewöhnlich respektiere ich die Meinung von Kollegen, auch von solchen aus anderen Fachgebieten. Sicherlich hatte er mein Wohlergehen im Sinn. Er wusste auch, dass ich junger Vater war. In mir regte sich aber umgehend ein enormer Widerstand dagegen, den mit der Diagnose verbundenen Rat zu akzeptieren. Warum das Ganze? Warum war mir die Chance zugefallen, in Prag in der Herzchirurgie anfangen zu dürfen, warum die, in London zu lernen, wenn ich jetzt aufhören sollte? Ich glaube, in den Wochen nach meinem Arztbesuch wünschte meine Frau mich wieder zurück in den Londoner OP, so übellaunig rumpelte ich durch unser Zuhause.

Doch wie so oft half mir auch jetzt der Zufall wieder. Eine Sekretärin an der Schule meiner Mutter empfahl mir einen Heiler. Dorthin zu gehen erschien mir als klassischem Mediziner zunächst komplett absurd. Aber ich kannte die Sekretärin seit Kindesbeinen, ich vertraute ihr sehr, und sie beharrte darauf, dass dieser Kerl einen Besuch wert sei. Langsam und in Ermangelung anderer Optionen setzte sich irgendwo in meinem Kopf der Gedanke fest, vielleicht doch einmal dort vorbeizuschauen. Was hatte ich zu verlieren außer ein bisschen

Geld? Meinen Job würde ich auch aufgeben müssen, wenn der Heiler ein Scharlatan war – wovon ich im tiefsten Inneren noch immer überzeugt war.

*

Als ich einige Tage später bei ihm zu Hause vor ihm saß, war ich entsprechend skeptisch. Ganz genau wollte ich wissen, was nun passieren würde, und fragte penibel nach. Der Heiler faselte irgendetwas von Energien und dass er mir gern mal zeigen würde, wie das funktioniert. Er forderte mich auf, mich gute zehn Schritte zu entfernen und die Hände vor mich zu halten. »Spüren Sie was?«, fragte er neugierig. »Nein, gar nichts«, antwortete ich, bestärkt in meinem Misstrauen. »Okay«, fuhr der Heiler fort. »Machen Sie mal einen großen Schritt nach vorn. Gut. Und jetzt?«

Ich konnte es nicht fassen. Auf einmal schoss eine Hitze in meine Hände, als hätte ich diese kleinen Wärmepads umfasst, die man sich in die Handschuhe stecken kann, wenn es draußen kalt ist. Sechs Meter weit weg saß der Heiler mit seinen hellen Wolfsaugen, und ich spürte die Energie, die er behauptete, mir zu schicken. Ich bekam Angst – aber auch Lust, dieses Verfahren einmal auszuprobieren. Meine Neugier war geweckt. War das ein Zufall gewesen oder gab es doch mehr, als die Lehrbücher der Schulmedizin erfassten? Einen Monat lang ging ich jeden zweiten Tag zur »Energietherapie«. Nie berührte mich der Heiler, immer hielt er nur die Hände über die Stelle, wo die Magenspiegelung meines Kollegen das Geschwür verortet hatte. Das konnte auf keinen Fall etwas bringen. Oder? Von wegen! Als ich nach vier Wochen zu einer zweiten Spiegelung bei meinem klassischen Kollegen auftauchte, war das Geschwür verschwunden. Ich konnte es weder glauben noch mir erklären. Ebenso wie der Kollege, der die Diagnose gestellt hatte.

Es war das erste, aber nicht das einzige Mal, dass mir die Heilenergien halfen. Immer habe ich Diagnose und Ergebnis schulmedizinisch bestätigen lassen – beide Male, bei einer Augenverletzung und einem Kreuzbandriss im Knie, war nach dem Energieaustausch nichts mehr von der Verletzung zu sehen. Wirklich erklären kann ich mir das nicht, und natürlich muss man die Grenze zwischen esoterischem Heilen und schulmedizinischem Behandeln spätestens dann scharf ziehen, wenn es um lebenswichtige Körperstrukturen wie das Herz geht. Aber ich glaube, dass der Kopf, positives Denken und eine gute Einstellung zur Gesundheit unbedingt etwas im Genesungsprozess bewirken können.

Genau wie eigene Erfahrungen als Patient. Die sammelte ich als aktiver Sportler im Zuge zahlreicher Verletzungen: Zweimal wurde ich an der Achillessehne operiert, je einmal am Knie und am Nasenbein, das ich mir beim Fußball mit Schulkameraden während des Unterrichts am Sportgymnasium gebrochen hatte. Alle diese Operationen dauerten lang und stellten mich nicht nur körperlich wieder her, sondern erweiterten auch meine beruflichen Fähigkeiten. Wenn man selbst eine Operation mit Vorbereitung und Erholungsphase danach mitgemacht hat, versteht man die Patienten und deren Eltern besser. Ein bisschen habe ich das Gefühl, dadurch in ihre Seelen schauen und die Gespräche etwas anders führen zu können, als wenn ich Operationen nur von der chirurgischen Seite des OP-Tischs kennen würde.

Boston, ich komme!

Ohne Magengeschwür und mit umso mehr Enthusiasmus warf ich mich, zurück in meiner Prager Klinik, in die Arbeit. Mein Chef, Professor Hučín, zeigte sich meinen neuen Erkenntnissen und aus London mitgebrachten Ideen gegenüber offen – schließlich hatte er mich deshalb nach England geschickt. Er unterstützte mich, indem er innovative, für die Neugeborenen-Herzchirurgie geeignete Instrumente sowie mikrochirurgisches Nahtmaterial anschaffte und mich Kolleginnen und Kollegen in den britischen und von mir an unsere Anforderungen angepassten Operationstechniken unterweisen ließ.

Das gefiel naturgemäß nicht allen. Warum neue Techniken und OP-Protokolle einsetzen, die zunächst fehleranfälliger sein würden? Die alten waren doch noch gut. Sie funktionierten. Teils war es wirklich frustrierend, vor versteinerten Gesichtern und zweifelnden Mienen über die britische Schule der Kinderherzchirurgie zu referieren – auch wenn sich die Zweifel meist spätestens dann in Luft auflösten, wenn das Kollegium die Ergebnisse der modernen Eingriffe in der Realität sah.

Immerhin schien Hučín von Anfang an zu beeindrucken, was ich in der britischen Hauptstadt an Wissen zusammengetragen hatte. So sehr, dass er 1992, ein Jahr nach meiner Rückkehr aus London, auf einem internationalen Kongress im österreichischen Graz Professor Aldo Castañeda auf einen Studienaufenthalt für mich in Boston ansprach.

Castañeda, ein gebürtiger Italiener, war ein charismatischer Mann mit markanter Brille und akkurat gescheiteltem Haar – und eine Koryphäe auf dem Gebiet der Kinderherzchirurgie. Mit nur 42 Jahren wurde er Chefherzchirurg am Boston Children's Hospital und Professor für Chirurgie an der Harvard Medical School. Er rief ein Programm für angeborene Herzfehler ins Leben, in das Kardiologen, Krankenschwestern und -pfleger sowie Kardiopathologen eingebunden waren, die unter anderem anhand von Gewebeproben Herzkrankheiten oder -schäden identifizierten. Zudem entwickelte er zusammen mit Kollegen den modernen, multidisziplinären Ansatz für die Behandlung von Kindern mit angeborenen Herzfehlern, führte die erste Switch-Operation bei einem Neugeborenen durch und machte das Boston Children's Hospital zum Mekka für Kinderherzchirurgen aus aller Welt, die seinen Ansatz erlernen wollten. Einen Ansatz, der aus Bergen von OP-Daten das Wichtigste herausfilterte und so das Operationsprotokoll und Management von Herzerkrankungen bei Kindern stark vereinfachte – das Arbeiten wurde deutlich effizienter und weniger fehleranfällig.

Dort »spionieren« zu dürfen war in Fachkreisen ein Sechser im Lotto, und den bei einem beiläufigen Gespräch am Rande eines Kongresses zu ziehen mehr als unwahrscheinlich. Fragen Sie mich nicht, wie es Hučín geschafft hat, aber er überzeugte den Großmeister Castañeda tatsächlich davon, mir die Gelegenheit zu einer dreimonatigen Hospitanz in Boston zu geben. Ich sollte wirklich einer der Auserwählten sein, die in dieses Mekka reisen durften.

*

Eigentlich hätte ich bereits 1993 nach Amerika fliegen sollen, um bei Castañeda zu hospitieren. Doch in diesem Jahr erkrankte mein Vater (erholte sich aber wieder) und meine Tochter Theresa wurde geboren. Glücklicherweise konnte ich meinen Aufenthalt in Boston um ein Jahr verschieben.

Der Tag des Abflugs kam – und mit ihm die Aufregung. Nicht weil ich so große Ehrfurcht vor Castañeda gehabt hätte und dem Aufenthalt in einer Stadt, die Anfang der 90er noch von Kriminalität und der Mafia geprägt war. Nein, mir brach der Angstschweiß aus, weil ich trotz meiner mittlerweile 35 Jahre nach wie vor große Flugangst hatte. Ganz pragmatischer Mediziner, besorgte ich mir also ein Beruhigungsmittel, genehmigte mir sicherheitshalber aber nicht nur die auf dem Beipackzettel maximal empfohlenen zwei Tabletten, sondern schluckte vier – plus einen Scotch. So schlummerte ich zwar entspannt den gesamten Flug über, war nach der Landung in New York, wo ich nach Boston umsteigen sollte, jedoch dermaßen desorientiert, dass ich den Bus, der mich zum Flieger an einem anderen Terminal bringen sollte, verpasste und als einziger Passagier meiner Maschine irgendwo auf dem Flugplatz herummäanderte.

Heutzutage wäre ich verhaftet worden. Damals waren die Überwachung und die Kontrollen aber noch nicht so streng wie nach 9/11, und ein Mitarbeiter, der mit seinem Wagen die Koffer auf dem Rollfeld transportierte, sammelte mich auf und fuhr mich nach einem kurzen erklärenden Austausch lachend und kopfschüttelnd zum Gate für meinen Anschlussflug.

*

Vor Ort lief es mit der Orientierung dann schon deutlich besser. Ich nahm ein Taxi zu einer mir entfernt bekannten Familie, bei der ich die drei Monate meines Praktikums unterschlüpfen konnte. Mein Budget war klein, ich hatte mir Sponsoren suchen müssen, um Flug und Aufenthalt in den USA zu bezahlen, in meinem Fall Hersteller von medizinischen Materialien. In Boston würde ich nämlich, anders als in London, bei den Operationen nur zusehen. Das bedeutete, ich würde kein Gehalt beziehen.

Am nächsten Tag, einem Sonntag, erkundete ich den Weg zur Klinik. Mit den Öffentlichen war die Strecke gut zu machen.

Und so stand ich am Montagmorgen pünktlich zu Dienstbeginn das erste Mal in einem der drei Operationssäle des Boston Children's Hospital und sah bei einem Eingriff zu – dem ersten von insgesamt 120, die ich erleben durfte. Dazu zählten auch die letzten von Castañeda, der 1994 nach Europa zurückkehrte, und einige seines Stellvertreters und späteren Nachfolgers Richard A. Jonas, unter dem Castañedas Programm zu einem der prestigeträchtigsten des Landes wurde.

In Boston korrigierten die Chirurgen Herzfehler kleinster Kinder, Neugeborener und Säuglinge in einem Schritt, ohne vorbereitende Operation. Das war revolutionär anders als in London oder Prag. Ich sog alles auf, was ich bekommen konnte. Schrieb mit, guckte ab. Ich nahm so viel wie möglich mit, nicht nur das, was die Chirurgie betraf, sondern das gesamte Management mit Indikation – also dem Grund, warum eine Behandlung eingeleitet wird –, Tiefschlaf spendender Anästhesie, speziellen Herz-Lungen-Maschinen im »Kinderformat« und natürlich auch den chirurgischen Techniken, Ablauf der Operationen sowie Einsatz der Materialien.

Das Kollegium des Boston Children's Hospital verwendete spezielle Instrumente für neugeborene Kinder, die viel kleiner und filigraner waren. Die Chirurgen arbeiteten mit besonderen Nähten, die sie mit dünnerem Polypropylen in einem Faden, sogenanntem Monofilament, setzten. Sie nutzten kleinere Nadeln, die das Gewebe weniger verletzten und minimale Stichkanäle hinterließen, was die Blutung nach der OP, die postoperative Blutung, reduzierte.

Das war alles neu für mich – und ein riesiger Motivator, der mich zumindest zeitweise den Schmerz darüber vergessen ließ, dass ich mit meiner Familie in Prag aufgrund der hohen Telefonkosten nach Europa nur maximal einmal pro Woche sprechen konnte.

*

Neben der schon zuvor beschriebenen Switch-Operation, bei der die Versorgungsgefäße für Herz und Lunge getauscht werden, war Boston auch für die Norwood-Operation bekannt, entwickelt durch den dort tätigen amerikanischen Kinderherzchirurgen William Norwood. Dieser initiale von insgesamt drei Eingriffen kommt hauptsächlich bei Kindern mit hypoplastischem Linksherzsyndrom zum Einsatz. Hier ist, stark vereinfacht ausgedrückt, die linke Herzkammer so unterentwickelt, dass sie nicht genug sauerstoffreiches Blut in den Körper pumpen kann. Mithilfe der Norwood-Operation übernimmt die rechte Herzkammer den Job der linken mit.

Dazu sägt der Chirurg zunächst den Brustkorb auf. Es folgt der Anschluss der Herz-Lungen-Maschine und das Stilllegen des Herzens. Danach wird die Hauptschlagader, die Aorta, mit einem Patch erweitert. Beim nächsten Schritt wird die Lungenschlagader durchtrennt und die Äste werden mit einem zweiten Patch rekonstruiert. Der Stamm der Lungenschlagader wird im Bogen der Aorta aufgenäht. Der letzte Eingriff besteht in der Anlage eines Blalock-Taussig-Shunts, eines vier Millimeter messenden Gore-Tex-Röhrchens, das zwischen Aorta und Lungenschlagader angelegt wird. Dieser Shunt wird zur einzigen Quelle für die Durchblutung der Lunge, er ermöglicht die Sauerstoffversorgung des gesamten Körpers.

Die Norwood-Operation erfolgt innerhalb der ersten drei bis fünf Lebenstage und stellt die Herzfunktion sowie die Lungendurchblutung und damit das Überleben des Neugeborenen sicher. Während dieses Eingriffs ist das Kind an die Herz-Lungen-Maschine angeschlossen, die alle Organe mit Blut und Sauerstoff versorgt. Das Herz selbst legen wir mittels einer eiskalten Kaliumchloridlösung still, die in die Kranzarterien eingespritzt wird. Dabei wird die Körpertemperatur auf 24 Grad heruntergekühlt. In diesem gekühlten Zustand schlafen die Zellen und der Sauerstoffverbrauch des Körpers ist geringer. Durch die in Boston eingeführte technische Vereinfachung reduzierte sich die Zeit des Herzstillstandes auf 40 bis 60 Minuten. Neuerungen waren unter anderem die miniaturisierte Herz-Lungen-Maschine, die weniger Kollateralschäden wie Überwässerung mit Ödemen, Lungenversagen oder -entzündung und Belastung der Nieren verursachte und dadurch die Erholungsphase nach dem Eingriff verkürzte und erleichterte.

Für das Temperaturmanagement sorgt ein sogenannter Heat Exchanger als ein Teil der Herz-Lungen-Maschine. Das ist ein Wärmeüberträger außerhalb des Körpers, der zusätzlich zur reduzierten Raumtemperatur und einem Eispack auf dem Kopf des Kindes für Kühlung sorgt und am Ende der Operation am offenen Herz wieder für die Aufwärmung sorgt.

Im zweiten Schritt, etwa ab vier Monaten nach dem ersten Eingriff, wird der Shunt entfernt, mithilfe der Herz-Lungen-Maschine, aber ohne Herzstillstand. Danach wird die obere Hohlvene vom Herz abgesetzt, der Vorhof wird übernäht und nach dem Aufschneiden der rechten Lungenschlagader wird die obere Hohlvene auf das Gefäß aufgenäht. Der letzte Schritt wird erst drei bis vier Jahre später vorgenommen. Die untere Hohlvene wird mittels einer Gore-Tex-Prothese an die Lungenarterie angeschlossen. Bei Hochrisikofällen wird ein kleines Fenster angelegt, das als eine Art Überlaufventil dient. Dieses verschließt sich in einem Teil der Fälle mit der Zeit von selbst. Die beiden Kreisläufe von Herz und Lunge sind nun getrennt.

Naturgegeben konnte ich in meiner befristeten Zeit in Boston nicht alle drei Schritte an einem Kind miterleben, aber ich sah jede Stufe mindestens einmal live – und war fasziniert.

Früher war ein solcher Herzfehler ein Todesurteil. Zwar lag auch mit der Norwood-Operation die Sterberate noch bei 30 bis 40 Prozent. Doch wenn ein Kind nicht lebensfähig ist, die Sterberate also bei 100 Prozent liegt, ist jedes Neugeborene, das doch überlebt, ein Erfolg. Ich war der Erste, der diesen Eingriff in Prag vornahm. Jeden Schritt habe ich aus meinen Aufzeichnungen auswendig gelernt, bis ich alle Handgriffe konnte wie ein Gedicht, wie ein Rennfahrer die Kurven des Formel-1-Kurses kennt. Trotzdem habe auch ich nicht alle Kinder retten können. Aber das Wissen um diesen Eingriff und ihn durchführen zu können, wurde ein weiterer Baustein in meinem beruflichen Bollwerk.

Amerika, die Zweite

Drei Jahre arbeitete ich in Prag, bis ich wieder genug Sponsoren für weitere Aufenthalte in den USA beisammenhatte. Schon bevor ich nach Boston aufgebrochen war, hatte ich gewusst, dass ich auch noch an die Westküste wollte, nach San Francisco und Los Angeles. Dort waren nämlich Operationen bei Neugeborenen entwickelt worden, die ich mir unbedingt noch ansehen wollte.

In San Francisco war das die Ross-Operation (entwickelt von Donald Nixon Ross), mithilfe derer sich die Aortenklappe schon bei ganz kleinen Kindern durch die Pulmonalklappe, die Klappe der Lunge, ersetzen ließ, und die wiederum durch eine Spenderklappe. Der Vorteil: Im Gegensatz zu mechanischen Klappen brauchen Patienten keine blutverdünnenden Medikamente einzunehmen und die Klappe degeneriert nicht. Das ist besonders bei sehr kleinen und jungen Patienten gut, die noch jede Menge Leben vor sich haben.

In Los Angeles »spionierte« ich eine Technik zur Korrektur einer Pulmonalatresie aus. Bei diesem angeborenen Herzfehler fehlt die Herzklappe zwischen rechter Herzkammer und Lungenschlagader oder bildet sich nicht richtig aus. Statt einer Klappe sitzt dort festes Gewebe, durch welches das Blut nicht dringen kann, um in der Lunge Sauerstoff aufzunehmen. Es sucht sich also andere Wege – sogenannte Kollateralen. Das sind zusätzliche Gefäße, die man zusammennäht und anschließend mit einer klappentragenden Prothese an das rechte Herz anbindet.

Die Kinderherzchirurgen in Los Angeles arbeiteten mit der sogenannten Unifokalisierung, die in den 90er-Jahren gerade erst eingeführt worden war. Hier öffnen, sehr vereinfacht gesagt, die Ärzte den Brustkorb des Kindes und mithilfe der Herz-

Lungen-Maschine und eines Herzstillstandes am offenen Herz wird ein Kammerscheidewanddefekt mit einem Patch zugemacht. Dann werden die temporären Umgehungsgefäße freigelegt und zu einem einheitlichen Gefäßsystem zusammengeführt. Für gewöhnlich gelingt dies ohne künstliche Prothesen, nur mit körpereigenem Gewebe. Das verringert das Risiko für Komplikationen wie Infektionen oder Blutgerinnsel und das Konstrukt wächst mit dem Kind mit. Die Lungenklappe wird durch eine biologische Prothese mit Klappe ersetzt. Hier wird allerdings bei jedem Kind ein späterer erneuter Eingriff notwendig, denn die nicht körpereigene Klappe wächst nicht mit.

Los Angeles und Hollywood, das Zentrum der amerikanischen Filmindustrie, waren für mich aber nicht nur aus chirurgischer Sicht interessant, sondern auch in meiner privaten Rolle als Filmfan und Sohn eines Schauspielers. Umso mehr, als ich dort einen Filmemacher kannte, Petr Nýdrle, ein mehrfacher Oscarpreisträger für Commercials – Werbung, die er mit weltberühmten Darstellern wie Santana, Tiger Woods oder Charlize Theron gedreht hat. Mit ihm habe ich meine Freizeit in L. A. verbracht, wenn ich nicht gerade fleißig im OP zuschaute oder meine Notizen zu den Eingriffen durchging und sortierte.

Dass wir zusammenwohnten, ergab sich aus eher unglücklichen Umständen. Für diesen USA-Aufenthalt hatte ich mir eine Kreditkarte zugelegt. Anders als in Boston, wo ich alle Wege mit den öffentlichen Verkehrsmitteln zurückgelegt hatte, reservierte ich mir für Los Angeles einen Mietwagen. Für den musste ich eine Kreditkarte hinterlegen.

Abgesehen davon, dass ich noch nie Automatik gefahren war und etwa eine Stunde mit wachsender Verzweiflung im Wagen auf dem Parkplatz saß, weil ich nicht dahinterkam, dass ich die Bremse gedrückt halten musste, um ihn zu starten, klappte die Anmietung gut. Die Karte funktionierte einwandfrei. Als ich sie jedoch bei meiner Unterkunft in Venice, einem Stadtteil unten am Meer, vorlegte, wurde sie abgelehnt: Guthaben nicht ausreichend. Ich vermutete, dass die Summe, die ich bei der Autovermietung hinterlegt hatte, vielleicht den Tageskreditrahmen ausgereizt hatte. Aber dem war nicht so. Die Karte streikte auch am nächsten Morgen und ich musste nach nur einer Nacht das Zimmer verlassen.

Der Einzige, den ich in L. A. kannte, wieder einmal über meinen Vater, war besagter Regisseur. Der ließ mich bei sich einziehen, übernahm sämtliche meiner Kosten, weil sich meine Kreditkarte die kompletten drei Monate meines Aufenthalts nicht reanimieren ließ, und dank ihm traf ich dort sogar einige Stars, die mit Petr Nýdrle befreundet waren und an unseren Tisch in verschiedenen Restaurants eingeladen wurden. Mick Jagger von den Rolling Stones zum Beispiel, Jack Nicholson, Eddie Murphy oder Sophia Loren.

Das Abendessen mit ihr, ihrem Sohn, der ein Filmpraktikum bei Petr absolvierte, und mit Petr selbst ist mir besonders in Erinnerung geblieben. Statt meine Fragen zu ihr und ihrem Job zu beantworten, winkte die Hollywood-Diva ganz und gar unprätentiös ab und wollte lieber mehr über meinen Beruf erfahren. Sie war eine aufmerksame Zuhörerin und begeisterte sich aufrichtig dafür, was mittlerweile schon bei kleinsten Kindern möglich war, um sie ins Leben zu holen oder dort zu halten.

Mit einem weinenden und einem lachenden Auge verließ ich nach drei Monaten die USA ein zweites Mal. Den Kopf voller Informationen und Ideen, das Herz voller Freude, endlich meine Familie wiederzusehen.

Mit dem Auto durch die Wand – zwei aufsehenerregende Fälle

Nach meiner Rückkehr nach Prag hätte nun erst einmal Ruhe einkehren sollen. Das geschah insofern, als dass ich wieder meiner angestammten Mission in der Kinderherzchirurgie des dortigen Klinikums nachging und etwas mit meiner Familie führte, das man einen Alltag nennen könnte. An den Wochenenden fuhren wir öfter in unsere Datscha, die sich etwa 70 Kilometer von Prag entfernt befand. Die Kinder konnten dort herumrennen, wir machten Waldspaziergänge oder suchten Pilze. Mit Letzterem waren wir auch gerade beschäftigt, als mein Pager, ein kleines tragbares Funkgerät, losging und anzeigte, dass ich mich in der Klinik melden solle: Zwei elfjährige Jungen hatten mit einem Luftgewehr gespielt und der eine hatte dem anderen durchs Herz geschossen. »Sie müssen sofort kommen, es ist sehr ernst«, beschied man mir am Telefon in meinem Ferienhäuschen, wohin ich nach dem Alarm sofort gehetzt war. 1998 war das, kurz bevor ich nach Leipzig umsiedeln sollte. Aber das wusste ich zu diesem Zeitpunkt noch nicht.

Umgehend packte ich meine Familie ins Auto, setzte mich in Försterklamotten und Gummistiefeln hinters Lenkrad und raste mit durchgedrücktem Gaspedal in 40 Minuten zum Krankenhaus. Um meine Frau und meine Kinder vorher zu Hause abzusetzen, war keine Zeit mehr. Ich habe großes Glück, dass meine Familie meinem Berufsethos gegenüber sehr tolerant war und ist. Die Operation, die ich an dem Jungen durchführte, während meine Frau den Wagen zu unserer Stadtwohnung fuhr, war erfolgreich. Er hatte eine Tamponade, das heißt, durch den Einschuss hatte sich Blut im Herzbeutel angesammelt, welches das Herz zusammendrückte. Für das Kind, das in dem Moment, in dem ich mit Gummistiefeln in den OP stürmte, mehr tot als lebendig war, sollte sich das als überlebenswichtig erweisen. Denn dieser Druck verstopfte die Wunde des Projektils, während das Herz weiterschlagen konnte. Dennoch musste ich den Brustkorb schnellstmöglich öffnen, das Herz freilegen und an die Herz-Lungen-Maschine anschließen und nach Stilllegung des Herzens die Verletzung der linken Herzkammer untersuchen. Ich fand das Geschoss, entfernte es und übernähte den Herzmuskel ganz nah an der Kranzarterie von außen. Wäre die Schusswunde nur zwei Millimeter weiter mittig gewesen, hätte der Schuss die Kranzarterie verletzt und der Junge wäre auf der Stelle tot gewesen. So aber überlebte er die Notoperation und durfte zehn Tage später wieder nach Hause.

*

Mehr oder weniger direkt nachdem sich die Kliniktür hinter dem Jungen geschlossen hatte, kam ein Fall zu uns, bei dem ich meine in den USA gesammelten Erfahrungen nutzen konnte. Eine Mutter war mit ihrer kleinen Tochter in die Notaufnahme gekommen. Das Mädchen hatte graue Haut, Lippen und Fingernägel waren bläulich verfärbt, der Puls war schwach, die Atmung ging schnell, flach und schwer. Die Mutter war fast panisch, als wir das Kind zur Untersuchung wegbrachten. Diese Angst steigerte sich zu abgrundtiefer Verzweiflung, als Professor Hučín ihr mitteilte, dass bei ihrer Tochter ein hypoplastisches Linksherzsyndrom festgestellt worden war. Das bedeutete, dass die linke Herzhälfte nicht ausgebildet war. Sie ist dafür zuständig, sauerstoffreiches Blut in den Körper zu pumpen. Das geschah bei dem kleinen Mädchen nicht, daher die blasse, blau verfärbte Haut. Operationen, die diesen Fehler beheben, gab es in den Vereinigten Staaten damals schon: Norwood, Glenn und Fontan – Techniken, die bereits angerissen wurden und später noch genauer beschrieben werden. In Osteuropa aber waren sie noch so gut wie nie durchgeführt worden oder maximal im Vorbereitungsstatus. Bei uns in Prag war eine solche Operation noch nicht vorgenommen worden. Als Professor Hučín dies der aufgelösten Mutter mitteilte und ihr behutsam klarzumachen versuchte, dass die Überlebenschancen für ihr Kind denkbar gering seien, kippte bei der jungen Frau wohl ein Schalter um. Sie fuhr nach Hause und wollte sich, so erzählte sie mir später, vom Balkon stürzen. Wenn ihre Tochter nicht mehr leben konnte, wollte sie das auch nicht. Was sollte sie auf der Welt, wenn ihr Mädchen nicht mehr da war?

Glücklicherweise hatte ich die Techniken, die diesen mit ein bis zwei Prozent sehr seltenen angeborenen Herzfehler korrigieren, in Boston miterlebt. Mehrfach hatte ich bei solchen Eingriffen zugesehen. Allerdings war die Lage etwas delikat. Ich stand in der Rangfolge des kinderherzchirurgischen Personals an Position drei hinter Hučín und dessen Stellvertreter Tomáš Tláskal. Konnte ich die beiden einfach überspringen? Konnte ich als jüngerer Kollege hingehen und sagen, okay, ich mache das? Was, wenn ich es nicht schaffte? Andererseits, und das brachte mich schließlich dazu, es zu versuchen, würde das Kind ohne Eingriff sicher sterben. Gelang mir der Eingriff nicht, der eine Premiere nicht nur für die Motol-Klinik, sondern für ganz Tschechien sein würde, hatte ich nichts verdorben, aber auf jeden Fall etwas gelernt. So hart das klingt. Ich bat Professor Hučín, die OP mit seiner Unterstützung durchführen zu dürfen, besorgte mir die Nummer der Mutter, rief an und nach etlichen Malen Klingeln hob sie ab. Ich hatte sie ungelogen direkt von der Balkonbrüstung zurückgeholt. Warum sie ans Telefon gegangen war, weiß ich nicht. Vielleicht hatte sie doch noch ein bisschen Hoffnung. Und ich bin froh, dass es so war.

Heute ist die Tochter 27 Jahre alt und reist um die Welt. Ihr geht es blendend. Noch immer stehe ich in unregelmäßigem Kontakt mit ihr, ihre Mutter schreibt mir alle 14 Tage und schickt mir Fotos ihrer Tochter. Sie lebt heute in Norwegen und beobachtet Wale.

Diese beiden Fälle und dass sie so dicht hintereinander im gleichen Klinikum geschahen, waren derart kurios, dass sogar die 20-Uhr-Nachrichten in Tschechien darüber berichteten. Mein Leben in Prag war aufregend, es war gut. Es hätte so weitergehen können. Doch ein Wintereinbruch brachte alle Pläne durcheinander.

*

Als bekennender Autofan hatte ich nicht nur einen Wagen, sondern auch Winterreifen in der Garage stehen, Letztere aber noch nicht aufgezogen. Zu viel zu tun in der Klinik. Das rächte sich, als ich eine abfallende Straße durch ein Wohngebiet hinunter Richtung Hospital rollte, wo gleich meine Schicht beginnen sollte. Das Fahrzeug wurde schneller, doch als ich die Bremse antippte, merkte ich, dass die Reifen auf dem glatten Untergrund keinerlei Haftung hatten und blockierten. Ich hatte keine Chance, irgendetwas zu tun, und rutschte geradewegs in eine Villa am Straßenrand. Wie in den lustigen Heimvideos im Fernsehen.

Glücklicherweise war dem Haus wenig und seinen Bewohnern gar nichts passiert. Lediglich Zaun und Haustür waren kaputt. Mein Auto allerdings hatte einen Totalschaden. Ich konnte der Polizei zwar glaubhaft machen, dass ich den Wagen trotz fehlender Winterreifen hatte nehmen müssen, um zum Dienst zu kommen – und den Dienst trat ich mit einer relativ kleinen Verspätung auch noch an. Doch ich hatte kein Fortbewegungsmittel mehr. Und auch nicht das Geld, ein neues Auto zu kaufen. Also heuerte ich erneut in England an und arbeitete einige Monate in einer britischen Privatklinik, später zog ich nochmals zwei Monate für eine Vertretung nach Kuwait. Beide Stellen brachten deutlich höhere Gehälter ein als die mageren umgerechnet 1500 Euro, die ich als Chirurg in Prag verdiente.

London war ein Selbstläufer, das wusste ich, und für die begrenzte Zeit von acht Wochen würde ich wohl auch mit der Hitze Kuwaits zurechtkommen. Dort war ich als Urlaubsvertretung eingestellt worden, weil im brütend heißen Juli die meisten dort dauerhaft arbeitenden Kollegen lieber Ferien in kühleren Gefilden machten. Trotz Hitze arbeitete ich dort wie ein Wilder, 20 Patienten pro Monat operierte ich. Rechnet man die Wochenenden nicht mit, ist das fast jeden Tag eine Operation. Und ich hatte gute Ergebnisse. Das beeindruckte die dortige Klinikleitung so sehr, dass man mir eine Festanstellung anbot – zwei Jahre, inklusive Unterkunft und Schule für meine Kinder. Es war ein sehr guter Vertrag; zu gut, um abzusagen, und eigentlich stand bereits fest, dass ich mit meiner Familie dorthin ziehen würde. Dann kam ein Angebot aus Leipzig.

TEIL 3

Jeder ist seines Glückes Schmied

Sich sicher zu fühlen ist wichtig. Tun wir das nicht, können wir nicht entspannen, erst recht nicht, wenn wir es mit anderen Menschen zu tun haben. Wir können nicht neugierig sein, weil wir damit beschäftigt sind, unser Umfeld auf Bedrohungen abzuscannen, und verkennen neue Möglichkeiten. Wir trauen uns nicht, etwas zu verändern. Für mich als Chirurg ist es essenziell, mich sicher zu fühlen: in den Standardoperationstechniken ebenso wie im Gefüge meines Teams. Nur so kann ich meine Leistung erbringen. Weil ich alles dafür getan habe, dass ich mich in meinem Beruf grundsätzlich sicher fühle, Routinen etabliert und technische Standards gesetzt habe, konnte ich offen sein für Neues. Ich hatte den Mut, es umzusetzen. Dieser Mut, erwachsen aus einem tiefen Sicherheitsgefühl, hat bis heute Hunderte junger, jüngster und gerade erst entstandener Leben gerettet. 90 Prozent meiner Patienten führen nach einem Eingriff ein Leben bei hoher Lebensqualität und Lebenserwartung. Oft wie Menschen ohne angeborenen Herzfehler.

Kuwait kann warten

Als ich an diesem Morgen aufwachte, wusste ich kurz nicht, wo ich war. Meine Frau lag neben mir. So weit alles richtig. Aber das hier war nicht mein Schlafzimmer. Wir waren im Parkhotel Diani in Leipzig, etwa eineinhalb Kilometer vom Herzzentrum entfernt. Heute sollte ich eine Probeoperation durchführen. Verlief sie gut – und ich war zuversichtlich, dass dies der Fall sein würde –, würde ich ein Jahr lang in Leipzig arbeiten und dort die Kinderherzchirurgie mit aufbauen.

Mein Vorgänger, ein sehr kluger Mann aus den Niederlanden, hatte viel publiziert, seine Arbeiten waren oft gelesen und zitiert worden. Im Operationssaal hatte er allerdings seine Schwierigkeiten gehabt. Die Stelle musste neu besetzt werden, noch gab es aber keinen konkreten Kandidaten. Zeitgleich standen in unserem Prager Klinikum Umbauten an, aufgrund derer meine Abteilung stark verkleinert und ich gerade nicht unbedingt gebraucht wurde. Zudem sprach ich ein paar Brocken Deutsch aus meiner Schulzeit und hatte bereits einiges an OP-Praxis vorzuweisen. Mein Chef, Professor Hučín, hielt es für eine gute Sache, mich für begrenzte Zeit an seinen Leipziger Kollegen Friedrich-Wilhelm Mohr auszuleihen. In Deutschland konnte ich weiter lernen und Erfahrungen sammeln und diese dann in Prag einbringen. Die Aufgabe, eine Abteilung nach meinen Vorstellungen mitzugestalten und zu leiten, reizte mich. So sehr, dass ich gewillt war, Kuwait dafür um zwölf Monate zu verschieben.

*

Professor Mohr, meinen potenziellen neuen Chef, hatte ich ein paar Monate zuvor bereits kennengelernt: bei einem Ski-Symposium im französischen Val d'Isère, wo Kinderherzchirurgen aus ganz Europa zusammenkamen, um sich auszutauschen, Vorträge zu präsentieren, sich zu vernetzen und, ja, auch Ski zu fahren. Hučín brauchte mich nicht lange zu überreden, mit ihm dorthin zu reisen. Seit ich sieben Jahre alt war, stand ich auf Skiern. Meine Eltern, obgleich sie selbst keine Wintersportler waren, chauffierten mich im Winter an diversen Wochenenden zu Pisten im näheren Prager Umland oder begleiteten mich in den Skiurlaub. Während sie am Pistenrand standen oder bei einem Heißgetränk in Hütten warteten, flitzte ich die Hänge hinunter.

Auch wenn dieser Sport, im Gegensatz zum Tennis, immer ein reines Freizeitvergnügen für mich war, entwickelte ich doch einigen Ehrgeiz darin. Beim Chirurgen-Riesenslalom, der das Symposium abschloss, wollte ich entsprechend nicht nur teilnehmen, sondern möglichst weit vorn landen. Tatsächlich schaffte ich es auf den zweiten Platz. Wer vor mir war – ich glaube, der Sohn eines Kollegen – oder wo sich Professor Mohr in der Ergebnisliste platzierte, weiß ich nicht mehr. Wohl aber, dass sein Fahrstil seinem Führungsstil entsprach, wie ich später feststellen sollte: Er war anders. Schnörkellos, geradeheraus, schnell, effektiv und immer bereit, bestehende Regeln zu hinterfragen und auf ihre Sinnhaftigkeit zu überprüfen.

Professor Mohr hatte in Val d'Isère einen Vortrag über eine neue Methode der Mitralklappenrekonstruktion, den Wiederaufbau des Ventils zwischen linkem Vorhof und linker Herzkammer, gehalten. Generell war er sehr aufgeschlossen neuen, modernen Technologien und Methoden gegenüber. Unter anderem führten wir unter ihm in Leipzig Liveoperationen ein. Das bedeutete, eine Kamera nahm die jeweiligen Eingriffe auf und übertrug sie direkt in die Auditorien interessierter Universitäten. Um die 500 bis 600 Spezialisten verfolgten, was wir Herzchirurgen taten, wie wir vorgingen, was wichtig war und wie die komplexen Operationen »in echt« verliefen. Diese Übertragungen erlaubten es ihnen, direkte, wertvolle Erfahrungen zu sammeln.

Die Liveoperationen wurden zu einem Unikum, zu einer Leipziger Spezialität. Wir hatten Sponsoren, da solche Übertragungen sehr teuer waren, und eine professionelle TV-Crew. Teilweise lief die Übertragung in sechs Sälen parallel, immer war ich mit einem Kind dabei, dreimal gab es eine exklusive kinderherzchirurgische Übertragung. Es war eine tolle Erfahrung auch für mich. Denn sie brachte mir bei, fokussiert zu bleiben und die Ruhe zu bewahren, auch unter der Beobachtung Hunderter Augenpaare.

*

Im Rahmen des Symposiums in Frankreich hatten Mohr und ich uns beim »zwanglosen Beisammensein« ein wenig unterhalten. Wir waren uns sympathisch gewesen. Mehr aber auch nicht. Das war im Frühjahr 1997.

Fast genau ein Jahr später stand ebenjener Friedrich Mohr mit seinem Kollegen Professor Schneider, dem Chefarzt der Kinderkardiologie, im Büro meines Chefs und Tutors Bohumil Hučín. Schneider, der aus den neuen Bundesländern stammte und immer einen Bezug zu Tschechien gehabt hatte, war auf die Idee gekommen, bei uns nach einem Kinderherzchirurgen für Leipzig anzufragen. Die kinderherzchirurgische Abteilung am Universitätsklinikum Motol in Prag war hervorragend ausgestattet, fähige »Aushilfen« wären dort sicherlich zu finden.

Obwohl ich mehr oder weniger schon mit einem Fuß im Flieger nach Kuwait stand, siegte die Neugier. »Ich schau mir das gerne mal an«, verkündete ich, als Hučín vorfühlte, ob ich an diesem Job interessiert sei. Mehr noch: Ich brachte Mohr und Schneider nach einem ersten Gespräch in Prag dazu, ihren Rückflug zu stornieren und sich von mir im Auto nach Leipzig fahren zu lassen. Ich glaube, auf solchen Fahrten lernt man Menschen am besten kennen. Besser, als wenn man getrennt voneinander in irgendwelchen Flugzeugsitzen klemmt. Und der Shuttleservice war eine großartige Gelegenheit, meinen Wagen mal wieder über eine längere Strecke zu bewegen. Ihn auszufahren, statt im Schneckentempo durch den Prager Berufsverkehr zu tuckern.

Die beiden ließen sich darauf ein. Es war eine angenehme Fahrt mit guten Gesprächen. Mit einer gewissen Vorstellung davon, was ich in Leipzig erwarten konnte und was nicht, stieg ich auf dem Klinikparkplatz aus dem Auto. Was ich vor Ort sah, gefiel mir – besser als die Aussicht, die nächsten zwölf Monate in Kuwait zu schwitzen. Hier in Deutschland würde ich die Möglichkeit bekommen, etwas aufzubauen und so zu gestalten, wie ich es für sinnvoll hielt. Vorausgesetzt, ich bestand den OP-Test, aufgrund dessen ich nun in ebenjenem fremden Zimmer aufgewacht war.

*

Wenig später stand ich, frisch geduscht und hellwach, am Operationstisch. Ich sollte ein Neugeborenes mit einer Aortenklappenstenose, einer eingeengten Klappe im Gefäß, operieren. Die Aortenklappe besteht aus drei dreieckigen Taschen, die geschlossen an Bucheckern in ihrem Gehäuse erinnern. Sie regelt den Fluss des hellen, sauerstoffreichen Blutes über die Hauptschlagader und deren Verästelungen zu sämtlichen Organen und Körpergeweben. Eine Engstelle dort entsteht oft, wenn die Taschen miteinander verschmelzen, von Natur aus zu klein oder zu dick sind. Dann ist die Beweglichkeit eingeschränkt und die Klappe kann sich nicht ausreichend öffnen. Das hat einen ähnlichen Effekt, wie wenn sich die Kraftstoffpumpe eines Autos zusetzt: Der Motor verliert an Leistung und geht irgendwann aus.

Eine Aortenklappenstenose liegt mit rund sieben Prozent im Mittelfeld der angeborenen Herzfehler, sie kommt nicht sehr häufig vor, ist aber auch kein extrem seltenes Phänomen. Mein Klinikum in Prag hatte ich für Leipzig mit 1200 Eingriffen verlassen, die ich selbst durchgeführt hatte, und mit rund 2000, bei denen ich assistiert hatte. Darunter waren einige Aortenklappenkorrekturen gewesen. Ich wusste, was ich tat, als ich in Leipzig zum ersten Mal den Operationssaal betrat und meine Position am Tisch einnahm. Das winzige Menschlein, ein kleiner Junge von nur wenigen Tagen, war bereits an sämtliche Gerätschaften angeschlossen. Sein Körper war abgedeckt, nur ein Rechteck um seinen Brustkorb herum blieb frei. Die Instrumente lagen bereit. So weit, so gut. Ich trat mit OP-Brille an den Tisch und knipste die Stirnlampe an, die ich mir gerade über den Kopf gezogen hatte, um die Details besser sehen und den Eingriff technisch optimal durchführen zu können.

Ist die Klappe nur leicht geschädigt, genügt es oft, mittels eines Katheters einen winzigen Ballon an die Aortenklappe zu schieben und aufzublasen, um sie zu dehnen und den Blutfluss zu verbessern. Bei meinem kleinen Patienten mussten wir die defekte Klappe aber rekonstruieren. Ich setzte einen Brustbeinschnitt, die sogenannte Sternotomie, um ans Herz und die umliegenden Strukturen zu kommen, und arbeitete an den kleinen Gefäßen, um diese an die Herz-Lungen-Maschine umzuleiten. Sobald der Blutkreislauf über Schläuche in die Maschine und wieder zurück in den Kinderkörper floss und nachdem wir das Herz stillgelegt hatten, fiel Letzteres förmlich in seiner Höhle zusammen. Nun lag es schlaff im Körper des Babys und ich konnte daran arbeiten, ohne störende Bewegungen. Ich wählte eines der kleinsten Skalpelle, die neben mir in der mit einem grünen Tuch ausgelegten Schale lagen. Vorsichtig führte ich es an die Hauptschlagader, öffnete sie und betrachtete die Klappe. Eine Rekonstruktion der Klappe war möglich. Ich separierte die einzelnen Taschen und schliff die Verdickungen ab, indem ich überflüssiges Gewebe mit einem speziellen Instrument abtrug, um die Beweglichkeit der Taschen zu verbessern. Das war vorerst die beste Möglichkeit, um das Kind in seinem kritischen Zustand zu retten. In der Zukunft wird es sehr wahrscheinlich notwendig sein, die eigene Klappe zu ersetzen. Darüber machte ich mir jetzt, im OP-Saal, aber noch keine Gedanken.

Behutsam führte ich jeden Schritt durch, sorgsam darauf bedacht, keine umliegenden Strukturen zu verletzen. Bei so feinem Gewebe wie dem eines Neugeborenen genügt es schon, eine Pinzette einen Tick zu fest zusammenzudrücken, um es zu schädigen. Das des kleinen Jungen blieb heil. Nach etwa drei Stunden konnten wir das Herz wieder starten. Als es seine Arbeit wieder aufnahm, sich wölbte und zuckte, sah es fast so aus, als hüpfe es vor Freude über die verbreiterte Zugangstrasse.

Und auch ich hatte Grund zur Freude. Professor Mohr bot mir einen Einjahresvertrag in Leipzig an, den ich gerne annahm. Kuwait konnte ich um zwölf Monate verschieben, und auch mein Chef in Prag stimmte zu, für diesen Zeitraum auf mich zu verzichten. Beide Kliniken, und auch ich selbst, hätten damals nicht gedacht, dass aus diesen zwölf Monaten fast 30 Jahre werden würden.

Zeit des Widerstands und Wandels

Never change a running system. In meinen ersten Monaten in Leipzig sollte ich erfahren, wie viel Wahrheit in dieser Binsenweisheit steckt. Ich war ein 39-jähriger Jüngling, der durch eine Abteilung marschierte, die es erst ein paar wenige Jahre gab, und alles ändern wollte. Der Widerstand war teils heftig.

Mit Jörg Hambsch, mittlerweile leitender Oberarzt der Kinderintensivstation, lieferte ich mir harte Wortgefechte. Wir brüllten uns mitunter richtig an. Er wollte nicht einsehen, warum ich ein System ändern wollte, das funktionierte. Ich weigerte mich, Dinge so zu belassen, die besser und für Kinder passender gemacht werden konnten: wie man die Beatmung einstellt beispielsweise, wie die kreislaufstabilisierenden Medikamente dosiert werden – Katecholamintherapie nennt man das in der Medizin – oder auch dass nach einer Operation das Kind keine Flüssigkeit bekommt, sondern nur Kolloide. Das sind Mittel, die das Blutvolumen erhöhen, ohne das Gewebe zu überwässern und Flüssigkeitsansammlungen, sogenannte Ödeme, wahrscheinlicher zu machen. Zusammen mit meinem Kollegen, dem Perfusionisten Klaus Krämer, passten wir die Herz-Lungen-Maschine an die kleineren Körper und Organe von Kindern an.

Nach etwa einem halben Jahr begannen die ersten Kolleginnen und Kollegen zu sehen, dass die Veränderungen, die ich anregte, kein Egotrip waren, sondern wirklich etwas veränderten. Verbesserten. Nach etwa zwei Jahren hatte sich dann auch mit Doktor Hambsch ein tiefes Vertrauensverhältnis beiderseits entwickelt. Eines, das nur entsteht, wenn man sicher ist, dass der andere weiß, was er tut. Wenn man sich Dutzende Male zusammengerauft und Klippen umschifft hat. Heute sind wir eng befreundet, Jörg hat mich schon mehrmals in Tschechien besucht. »Jeder musste ein bisschen was aufgeben – also ich ein bisschen mehr als er –, und so sind wir zusammengewachsen«, sagt er heute über den Beginn unserer Freundschaft. Ganz unrecht hat er damit nicht. Wenn ich etwas will, weil ich es für sinnvoll und richtig halte, kann ich sehr stur sein.

Neben ihm und natürlich auch Professor Mohr, von dessen chirurgischer und wissenschaftlicher Tätigkeit ich sehr profitierte, unterstützte mich auch Mohrs Nachfolger Professor Michael Borger intensiv in meiner Karriere als Hauptverantwortlicher für den Aufbau der Kinderherzchirurgie im Herzzentrum Leipzig. Er übernahm die Klinik für Herzchirurgie im Herzzentrum Leipzig Anfang Juni 2017, stand mir mit Rat zur Seite und behandelte teilweise auch einige Erwachsene mit angeborenen Herzfehlern, sodass wir durch seine Expertise zudem die Behandlung dieser Patienten erweitern konnten.

*

Inzwischen ist Leipzig meine zweite Heimat. Die Sprachbarriere habe ich überwunden, mein anfänglich wilder Mix aus Englisch und Deutsch ist einem sehr passablen Deutsch mit gelegentlichen englischen Einwürfen gewichen. Ich bin von einer Wohnung in der Leipziger Innenstadt in ein Häuschen rund 700 Meter entfernt von der Klinik gezogen, und nach 15 Jahren als einziger Kinderherzchirurg vor Ort habe ich inzwischen einige Kollegen und mit Marcel Vollroth auch einen sehr fähigen Stellvertreter, der gute Chancen auf die Stelle als Chefarzt hat, wenn ich demnächst in Rente gehe. Ich habe mit meinem Team lustige Feste gefeiert und wir funken menschlich wie auch beruflich auf einer Wellenlänge. Wenn es darauf ankommt, sind alle voll konzentriert, ohne dass die Atmosphäre im Operationssaal verbissen oder frostig wird. Auch wenn ich selbst wenig rede, wenn ich am Tisch stehe, mag ich es, wenn mal gelacht oder ein lockerer Spruch gemacht wird. Zum Beispiel über die Handymarke meiner OP-Assistenz Frau Conradt, wenn sie die einzelnen Schritte des Eingriffs fotografisch dokumentieren soll, und sie dann kontert, dass sie sich gern ein iPhone zulegt, sobald sie eine Gehaltserhöhung bekommen hat.

Wenn man einen Beruf hat, in dem wortwörtlich Menschenleben auf dem Spiel stehen, ist es wichtig, perfekt vorbereitet und ausgerüstet zu sein. Aber auch eine gewisse Leichtigkeit zu behalten. Sonst geht man an der Verantwortung kaputt. In Leipzig ist die Kinderherzchirurgie über die Jahre gewachsen, hat sich verändert und wir sind immer besser geworden. Natürlich geht noch mehr, zumindest ein bisschen. Aber wenn ich zurückschaue auf das, was hinter mir liegt, dann sind wir sehr weit gekommen. Das ist nicht mein Verdienst allein, aber ich habe viel dazu beigetragen, dass fast alle Kinder, die zu uns kommen, die Klinik gesund oder wenigstens ein wenig gesünder verlassen. Und darauf bin ich stolz.

Falsch verkabelt – Markus' Fall

Der rote Luftballon schwebte unter der Decke des Wohnzimmers. Ein Herz. Regina hatte ihn von einem Kindergeburtstag mitgebracht. Als Luisa Weiß ihre fast achtjährige Tochter dort abholte, hatte sie sich über das Mitbringsel gefreut. Mal kein Beutel mit Süßigkeiten. Nun erschien ihr der Ballon wie ein Zeichen, das sie erst jetzt zu deuten wusste: Ihr Sohn, der in etwa sechs Monaten auf die Welt kommen sollte, hatte einen schweren Herzfehler. Das hatte der Arzt ihr gerade mitgeteilt.

Wie schon bei ihrer Tochter hatten Luisa und ihr Mann Hermann sich für eine zusätzliche pränatale Feindiagnostik entschieden, um sicherzugehen, dass das Kind gesund ist. Bei Regina war nichts festgestellt worden. Der kleine Markus sollte nun etwas haben, das sich Transposition der großen Arterien, kurz d-TGA, nannte. Ein komplizierter Herzfehler, bei dem der Blutkreislauf durcheinandergerät. Normalerweise wird das Blut im kleinen Lungenkreislauf mit Sauerstoff angereichert. Dafür wird es von der rechten Herzhälfte über die Pulmonalarterie, die Lungenschlagader, in die Lunge gepumpt. Danach fließt das Blut in die linke Herzhälfte, wo es die Hauptschlagader, die Aorta, in den großen Körperkreislauf leitet, der Organe, Gewebe und Zellen versorgt. Helles sauerstoffreiches und dunkles sauerstoffarmes Blut vermischen sich an keiner Stelle, sie sind hintereinandergeschaltet.

Anders bei einer Arterien-Transposition, hier sind Lungen- und Körperschlagader vertauscht. Die Aorta entspringt nicht der linken Herzkammer, sondern der rechten, und die Pulmonalarterie der linken statt der rechten. Dadurch laufen die beiden Kreisläufe parallel, das sauerstoffarme Blut, das nach wie vor rechts ankommt, fließt über die falsch angesetzte Hauptschlagader wieder zurück in den Körper – ohne vorher angereichert worden zu sein. Das sauerstoffreiche Blut gelangt von der Lunge in den linken Herzanteil, und von dort über die Lungenschlagader wieder in die Lunge zurück.

Eine solche Fehlverkabelung ist an sich nicht zu überleben. Neugeborene verfügen aber über einige sogenannte Kurzschlussverbindungen. Das sind Öffnungen und Gefäßverbindungen, die das Baby im Mutterleib braucht, um den Lungenkreislauf zu umgehen. Im Bauch atmet es ja noch nicht selbst. Solche Kurzschlussverbindungen wie das *Foramen ovale*, ein Loch in der Vorhofscheidewand, oder der *Ductus arteriosus*, eine Gefäßverbindung zwischen Körper- und Lungenschlagader, schließen sich für gewöhnlich in den Tagen nach der Geburt. Solange sie offen sind, kann sich aber das helle mit dem dunklen Blut vermischen und der Körper des Säuglings wird zumindest ein klein wenig mit sauerstoffreichem Blut versorgt. Trotzdem weisen betroffene Neugeborene für gewöhnlich eine Zyanose auf, das heißt, sie haben eine bläulich verfärbte Haut. Besonders an Finger- und Zehenspitzen sowie an den Lippen ist das deutlich sichtbar. Verschließen sich die Kurzschlussverbindungen, wie von der Natur vorgesehen, trennt dies auch die beiden Kreisläufe immer weiter. Ohne einen Eingriff in den ersten paar Lebenstagen würde das Baby mit einem solchen Defekt nicht überleben.

Luisa und Hermann waren geschockt, als sie erfuhren, was mit ihrem ungeborenen Sohn los war. Sie holten eine zweite Meinung ein – mit dem gleichen Ergebnis – und wurden anschließend an mich weiterverwiesen. Markus würde mehr oder weniger direkt nach der Geburt medizinisch betreut und möglichst bald operiert werden müssen. Deshalb war es sinnvoll, dass die werdenden Eltern und ich uns schon einmal kennenlernten und das verpflichtende Aufklärungsgespräch führten.

Anfang der 2000er war ich der einzige Operateur und damit auch der alleinige Ansprechpartner für die Eltern. Immer schon setzte ich bei solchen Gesprächen auf Ehrlichkeit, ohne das Negative und die Risiken mehr als nötig hervorzuheben – und ich schätze konservativ, um eine gewisse »Reserve« zu wahren: Statt beispielsweise vor einem Mortalitätsrisiko von vier Prozent zu warnen, weise ich auf die Überlebenschancen von 96 Prozent hin. Statt in Markus' Fall übermäßig zu betonen, dass es sich um einen sehr komplexen Herzfehler handelte – auf einer Skala von 1 bis 10 war es eine 10 –, versicherte ich Luisa und Hermann Weiß, dass eine Transposition der großen Arterien mit vier Prozent zu den häufigeren angeborenen Herzfehlern gehörte, ich schon ausreichende Erfahrung mit deren Korrektur hatte und Leipzig auf diesem Gebiet führend war.

Das beruhigte das Paar zumindest ein kleines bisschen. Ihre Tochter wusste von Anfang an Bescheid, sie hatten dem Mädchen erklärt, was mit seinem Bruder los war, und es durfte bei der zweiten Diagnosestellung dabei sein. Regina ging toll mit der Situation um, und als die Familie beschloss, die Wochen vor der Geburt in der Nähe von Leipzig zu verbringen und nicht am Meer, wie sie sich das eigentlich gewünscht hatte, war das für sie okay. Obwohl es doch auch ihr Urlaub war.

Markus sollte per Kaiserschnitt zur Welt kommen. Mitunter raten wir zu einer natürlichen Geburt, damit das Kind länger über die Nabelschnur versorgt wird. Doch Luisas erste Entbindung war sehr schwer gewesen, außerdem wollte das Paar Planungssicherheit und seinem Sohn die Strapazen einer natürlichen Geburt ersparen. Komplett narkotisiert werden wollte die baldige Zweifachmama aber auf keinen Fall. »Ich möchte ihn noch mal in den Arm nehmen, bevor er auf die Herzstation muss«, hatte sie sich gewünscht. Kurz durfte der kleine Junge tatsächlich noch auf der warmen, weichen Brust seiner Mutter liegen. Dann wurde er für eine erste Untersuchung weg- und ein paar Stunden später zu uns in die Kinderherzabteilung des Klinikums Leipzig gebracht.

*

Er machte einen guten Eindruck, nur ganz leichte bläuliche Verfärbungen waren festzustellen. Gewicht und Körpergröße lagen mit 3512 Gramm und 52 Zentimetern am oberen Ende des Durchschnittsbereichs. Markus war kein schwächliches Kind. Damit er trotzdem noch etwas kräftiger werden und sich von seinem Eintritt in die Welt erholen konnte, warteten wir ein paar Tage, bevor ich die vertauschten Gefäße operativ umbauen würde. Es gibt zwei Möglichkeiten, einen solchen Fehler zu behandeln: Eine ältere operative Technik, Vorhofumkehr-Operation heißt dieser Eingriff. Erstmals hatte sie der schwedische Herzchirurg Åke Senning Ende der 1950er-Jahre durchgeführt. Damals war dieser Eingriff noch eine funktionelle Korrektur, das heißt, Senning leitete den Blutfluss durch einen technisch anspruchsvollen Patch aus Vorhofgewebe um. Der damals achtjährige Junge, bei dem als Säugling eine Vorhoflücke geschaffen worden war, damit sich das Blut weiter vermischen konnte, überlebte 20 Jahre ohne weitere Herzprobleme. Er starb an der bakteriellen Infektion einer Herzklappe.

Die moderne Switch-OP, die ich bei Professor Castañeda in Boston erlernen durfte, ist dagegen eine strukturelle: Wir setzen die beiden Gefäße so um, dass das Herz wieder richtig »verkabelt« ist. Knackpunkt dafür, dass dieser Eingriff generell eine sehr hohe Erfolgsquote hat und in Leipzig bei nunmehr gut 99 Prozent der betroffenen Kinder gelingt, ist eine Erkenntnis des bereits erwähnten Adib D. Jatene: Er verstand bereits Mitte der 1970er-Jahre, dass nicht nur die großen Gefäße getauscht werden mussten, sondern auch die beiden Herzkranzarterien, die bei einem Neugeborenen kaum zwei Millimeter durchmessen. Wie genau dieser Eingriff abläuft, beschreibe ich im nächsten Kapitel, »Wenn aus einem Eingriff sieben werden«. Denn bei Markus gab es eine Anomalie, die mir bisher nie untergekommen war – und die ich erst erkannte, als der Säugling schon mit geöffnetem Brustkorb vor mir lag.

Als Markus 16 Tage alt war, konnten wir die Switch-Operation nicht länger hinauszögern. Außerdem wollten wir auch gleich das Loch in der Herzscheidewand mit einem Patch aus Eigengewebe verschließen und den offenen Ductus operativ entfernen. Dafür würde ich ihn abbinden und durchtrennen. Ligatur nennen Mediziner das. Sämtliche Korrekturen hatte ich schon viele Male vorgenommen, ich ging davon aus, dass auch diese Operationen Routine sein würden.

Markus' Eltern hatten sich für die Dauer des Eingriffs vom Klinikgelände zurückgezogen. Sie waren in Richtung Leipziger Innenstadt gefahren und gingen nun auf dem Gelände des Völkerschlachtdenkmals spazieren. Eine Runde, zwei, drei. »Es wird schon gut gehen«, redeten sie sich selbst gut zu. Aber ab und zu mogelte sich auch der Gedanke dazwischen, wie sie es Regina erklären sollten, wenn das Schlimmste eintrat und sie ohne ihren Bruder nach Hause kämen.

Endlich klingelte Hermanns Handy. Er drückte auf das grüne Hörersymbol in der Erwartung guter Nachrichten. Was ich ihm am anderen Ende der Leitung, direkt aus dem OP, zu sagen hatte, ließ den frischgebackenen Vater schlagartig um zehn Jahre altern.

*

Als wir das Herz des Jungen angehalten und den Blut- und Lungenkreislauf an die Herz-Lungen-Maschine ausgelagert hatten, hob ich das erschlaffte Organ vorsichtig mit zwei Fäden aus der Brusthöhle, um besser daran arbeiten zu können. Auch wenn es an sich dicht unter dem Brustkorb sitzt und ein Schlag auf diesen großen Schaden anrichten kann, dauert es doch lange, bis es chirurgisch freigelegt ist: Hautschichten, Fettschicht, Brustbein, Herzbeutel.

Ich fixierte Markus' Herz und machte mich mithilfe einer feinen Pinzette an die Begutachtung des Herzens und der umliegenden Strukturen. Sämtliche Diagnosen durch bildgebende Verfahren bestätigten sich in der Liveansicht. Aber da war noch etwas: Die Herzkranzgefäße des Kindes gingen beide aus einer gemeinsamen Öffnung ab – Bifurkation ist die medizinische Bezeichnung dafür. Normalerweise setzen sie getrennt an beiden Seiten der Aorta an. Dann hätte ich sie samt eines kleinen Gewebequadrats aus dem Gefäß geschnitten und nach dem Umsetzen von Hauptschlagader und Pulmonalarterie in Letztere eingesetzt. Die Lungenschlagader wäre dann zur Neoaorta geworden, zur neuen Aorta. Dieses Vorgehen fiel aus, denn es gab nur einen Stamm. Die einzige Option, die ich für mach- und vertretbar hielt, war, die Herzkranzgefäße gemeinsam herauszuschneiden und jeweils ihre Stämme zu mobilisieren.

Mit meinem Anruf bei Hermann Weiß wollte ich mir die Erlaubnis der Eltern für diese Planänderung einholen. Der verblüffte Vater willigte ein. »Natürlich, Sie sind der Fachmann«, sagte er. Seine Frau neben ihm kämpfte damit, die Nerven zu behalten. Diese Anomalie würde die Operationsdauer und deren Risiko erhöhen. Das war schwer einzuschätzen und auszuhalten für die Eltern. Zumal auch ich etwas Derartiges noch nie gemacht hatte.

Doch ich war entschlossen, diesen neuen Weg zu Ende zu gehen. Ich löste also den gemeinsamen Ursprung der beiden Herzkranzgefäße aus dem umliegenden Gewebe, trennte sie und pflanzte sie separat um. Die verletzte linke Herzkranzarterie, die verschlossen war, schnitt ich auf und nähte sie über eine eingeführte Sonde mit einzelnen feinen 8-0-Prolene-Nähten zusammen und sicherte so die Durchgängigkeit. Kurz: Ich präparierte die Kranzgefäße so, dass sie spannungsfrei und ohne Knick an die neue Aorta angeschlossen werden konnten. Manipulation heißt der Fachausdruck dafür.

Mein Plan ging auf, nach einer Weile hatte ich die Herzkranzgefäße umgepflanzt. Allerdings hatte ich – wohl durch die Manipulation – die Aorta verletzt beziehungsweise zugeknickt. Das ist ungewöhnlich, kann aber passieren, wenn das Gewebe der Gefäße durch die Gabe von Medikamenten anschwillt und noch empfindlicher wird, als es das bei einem erst wenige Tage alten Baby ohnehin schon ist. Hier genügt bereits ohne Medikamente ein Griff mit der Pinzette aus Metall, um eine Verletzung hervorzurufen. In Markus' Fall war es zu einer Dissektion gekommen, das bedeutet, eine Gewebeschicht war durch die Schwellung abgesprungen und hatte den Knick in der Aorta verursacht. Das fiel allerdings erst auf, als wir die Herz-Lungen-Maschine schon abgeschaltet hatten. Für uns bedeutete das, noch mal von vorn anzufangen: Körper herunterkühlen, Herz und Lunge langsam anhalten, Kreisläufe auslagern und das Gefäß öffnen und korrigieren. Diese Stenose, die Verengung, war schon im Gange, für mich vorher aber nicht erkennbar gewesen. Sonst hätte ich sie gleich mit beseitigt. Fast fünf Stunden dauerte der Eingriff, etwas mehr als zwei war der kleine Junge an die Herz-Lungen-Maschine angeschlossen.

Markus stabilisierte sich dennoch gut. Zwar hatte er noch Drainagen im Brustkorb, Ableitungssysteme für Flüssigkeiten und Luft, und das Brustbein verschlossen wir zunächst nur provisorisch mit einer dünnen Membran. Der Kleine erholte sich jedoch so gut, das wir am nächsten Tag den Brustkorb schlossen.

*

Die Eltern des kleinen Markus waren überaus erleichtert, auch wenn die mehr als 20 Monitore und Gerätschaften um ihren Sohn herum sie erschreckten. Dass Regina ihren Bruder unbedingt besuchen wollte, auch wenn das auf der Kinderintensivstation nicht vorgesehen ist, hielt ich für eine schöne Idee und ließ es zu. Das achtjährige Mädchen hatte ich schon kennengelernt, es versprühte eine dermaßen positive Energie, dass es allen Familienmitgliedern im eher trostlosen Setting des Krankenzimmers guttun würde.

»Dass sie dabei war, hat uns viel Kraft gegeben«, erinnert sich Luisa heute an den besonderen Besuch. Auch Markus scheint seine Schwester Energie gegeben zu haben, er kämpfte sich tapfer ins Leben.

Einzig die Aorta machte Probleme, sie verengte sich wieder und wieder. Zweimal versuchten wir, die Engstelle über einen Katheter zu beheben. Dabei führten wir über die Leiste des Kindes einen dünnen Schlauch mit einem kleinen zusammengefalteten Ballon von etwa fünf Millimeter Durchmesser an der Spitze – unter Durchleuchtung mit Röntgenstrahlen – dem Blutstrom entgegen nach oben in die Hauptschlagader. Dort bliesen wir ihn auf, um das Gefäß zu weiten. Beide Male erzielten wir damit nur kurzzeitige Erfolge, weshalb wir Markus im Alter von zwei Monaten noch einmal operierten, damit ich die Engstelle samt Narbengewebe herausschneiden konnte. Die beiden Teile der Aorta verband ich über eine direkte Nahttechnik, die End-zu-Seit-Anastomose, miteinander. Das bedeutet, ich verwendete keine Prothese, sondern nähte die Originalstrukturen unmittelbar zusammen.

Auch von dieser Korrektur, die nur rund eine Stunde dauerte, erholte sich Markus gut. Rund eine Woche später durften Luisa und Hermann ihr Kind mit nach Hause nehmen. Regina freute sich, ihren Bruder nun zu Hause zu haben – auch wenn sie etwas enttäuscht gewesen war, dass sie ein Geschwisterchen und keinen Hund bekommen würde, als Luisa ihr von der Schwangerschaft erzählt hatte.

Markus hat sich seither ganz normal entwickelt. Seit er schreiben kann, bekomme ich jedes Jahr zu Ostern und Weihnachten eine Karte von ihm. Der Junge kann gut mit Pflanzen umgehen. Er zieht gerne Samen, ist aber auch sehr musikalisch und spielt gut Klavier. Mit seinem Vater findet man ihn regelmäßig auf dem Golfplatz. Ein perfekter Sport für sein Herz, das starke Belastungen wie Joggen oder anderen Ausdauersport trotz des guten Krankheitsverlaufs nicht aushalten würde. Das ist aber vollkommen in Ordnung für ihn. Die Kombination aus Bewegung in der Natur und Konzentration gefällt Markus. Er geht in die zehnte Klasse des Gymnasiums, nächstes Jahr muss er seine Leistungskurse wählen. Mathe ist momentan der Favorit, Bio mag er auch, oder Kunst. Das wäre ein guter Gegenpol zum Naturwissenschaftlichen. Jetzt macht er aber erst einmal ein Praktikum bei der örtlichen Sparkasse. Ein bisschen Praxisluft schnuppern. Und, so haben seine Eltern angedeutet, vielleicht kommt er mich mal in der Klinik besuchen. Einfach so, ganz ohne einen Grund wie falsch verkabelte Gefäße.

Wenn aus einem Eingriff sieben werden – Nils' Fall

»Nils, nicht so wild«, mahnte Elise Röttgers ihren kleinen Sohn. Der Fünfjährige saß auf einem Plastiktraktor und fegte über den Bürgersteig vor ihrem Haus. »Aber schau, wie schnell ich bin, Mama! Ich bin ein Rennfahrer«, rief der Junge aufgekratzt. Ganz normal. Und Elise freute sich wahnsinnig über die Energie, die ihr Sohn an den Tag legte. Ein bisschen Sorge schwang aber auch mit. Denn wenn sie den Moment verpasste, in dem Nils sich zu sehr anstrengte, konnte ihn das zurück ins Krankenhaus befördern – oder Schlimmeres. Fünfmal musste ihr Sohn bereits am Herz operiert werden. Fünfmal sind Elise und ihr Mann Frank durch die Hölle gegangen. Dabei war es so schön, als die junge Vertriebsangestellte ihr Kind im März 2003 das erste Mal im Arm hielt. Ein gesundes Baby, so dachte sie. Die Voruntersuchungen waren allesamt unauffällig gewesen und auch die Geburt selbst war ohne Komplikationen verlaufen.

Elise war danach ziemlich erschöpft, immerhin hatte sie mehrere Stunden in den Wehen gelegen. Nichts Besonderes, sie würde ein bisschen schlafen und die Glückshormone würden ein Übriges tun. Auch der kleine Nils schien sich noch etwas erholen zu müssen von seinem Eintritt in die Welt außerhalb von Mamas Bauch. Er schlief viel, trank aber, und die erste Visite war routiniert verlaufen. Alles okay. Ein paar Tage noch, dann würde Elise ihren Sohn mit nach Hause nehmen können und das neue Leben als kleine Familie würde beginnen. Sie konnte es kaum erwarten – und dann kam alles ganz anders. Elise ist der Nachtschwester heute noch dankbar, dass sie so aufmerksam und hartnäckig war.

»Sie müssen das genauer untersuchen, hier stimmt etwas nicht«, beharrte die Pflegefachkraft, eine resolute Frau mit straffem Dutt und durchdringender Stimme. Sie war schon lange auf der Neugeborenenstation tätig, hatte sie Elise erzählt, vermutlich, um ihrer Beobachtung Nachdruck zu verleihen: »Das Kind hat eine komische Hautfarbe«, hatte sie nach einem kurzen Blick festgestellt und sich gewundert, warum das noch niemandem aufgefallen war. Noch bevor Elise hatte fragen können, was sie mit »komische Hautfarbe« meinte und was das bedeutete, hatte die Nachtschwester schon das dicke schwarze Stationshandy am Ohr gehabt, um einen Arzt hinzuzurufen. Der stand nun mit gerunzelter Stirn über das Kind gebeugt, während die aufmerksame Pflegekraft ihn davon zu überzeugen versuchte, dass mit dem Neugeborenen etwas ernsthaft nicht in Ordnung war. »Da müssen Bluttests gemacht werden«, beharrte sie. Schließlich mit Erfolg. Nach einigen Minuten Diskussion gab der junge Facharztaspirant nach und ordnete an, Blut abzunehmen. Und auch wenn Elise sich fast mantraartig vorbetete, dass das Labor im Blut ihres Sohnes sicher nichts feststellen würde und Nils einfach nur ein wenig Ruhe brauchte, war da so ein Gefühl, das ihr den Magen zusammenzog: Mutterinstinkt.

Die Ergebnisse der Analyse waren nach etwa einer Stunde da – und sie waren besorgniserregend: »Seine Blutgaswerte sind extrem niedrig«, sagten die Ärzte, und dass sie Nils in die nahe gelegene Kinderklinik verlegen möchten, um die Ursache abzuklären. Obwohl sie in einem stabilen Bett lag, das auf festem Kliniklinoleum stand, fühlte es sich für Elise an, als würde der Boden unter ihr wegbrechen. Ganz begriff sie die Situation noch nicht. Laut rauschte ihr das Blut in den Ohren. So laut, dass sie von dem, was die Ärzte ihr erklärten, nur Satzfragmente mitbekam wie »zu geringe Sauerstoffsättigung«, »vielleicht was mit der Lunge – oder dem Herz«. Was sie sehr wohl verstand, war, dass sie sich zumindest kurzzeitig von ihrem Kind würde trennen müssen, da im Krankentransport kein Platz für sie war.

Nils so kurz nach der Geburt allein zu lassen, auch wenn sie wusste, dass er beim Team des Krankentransports in guten Händen war, fiel ihr schwer. Gerade hatte sie das warme Bündel noch an ihre Brust gedrückt, nun lag ihr Sohn in einem durchsichtigen Inkubator mit zwei Durchgriffsluken, umringt von Monitoren, Knöpfen und Anzeigegeräten. Angeschlossen an Schläuche. Innerhalb von Minuten war Nils vom gesunden Jungen zu einem medizinischen Notfall geworden. Das mussten Elise und Frank, der seine Frau mit dem Auto abgeholt hatte, um mit ihr dem Krankenwagen zu folgen, erst einmal verarbeiten.

Vor Ort hatten sie Glück im Unglück: In der Kinderklinik kümmerte sich um den kleinen Nils ein junger Arzt, der kurz zuvor ein Praktikum bei uns, in der Kinderherzabteilung des Klinikums Leipzig, absolviert und einen entsprechend scharfen Blick für Herzfehler bei so winzigen Babys hatte. Er stellte die Diagnose Transposition der großen Gefäße, Vorhofseptumdefekt und offener *Ductus arteriosus*. Keiner dieser Begriffe sagte den zunehmend besorgten Eltern etwas.

Einfach ausgedrückt war an Nils' Herz alles falsch, was falsch sein konnte: Die Gefäße waren verkehrt »verkabelt«, wodurch der Blutfluss und damit die Sauerstoffversorgung des Miniaturkörpers eingeschränkt war. Der Junge hatte ein Loch im Herz, und der Ductus, die »Versorgungspipeline« für die Zeit im Mutterleib, schloss sich nicht, wie er es eigentlich langsam hätte tun sollen. Elise und Frank, die inzwischen vom Besprechungszimmer des Arztes in den Warteraum umgezogen waren, konnten nichts für ihren Sohn tun, als zu hoffen, dass in Bonn oder Leipzig ein Intensivbett für ihn frei sein würde. Dort, wo Nils jetzt war, gab es weder die Gerätschaften noch die Expertise, die für einen Herzfehler wie den seinen notwendig waren.

Wir hatten Kapazitäten, also verfrachteten die fränkischen Kollegen den Säugling in einen Rettungshubschrauber und flogen ihn zu uns. Elise würde mit dem Auto die gut 150 Kilometer lange Strecke zurücklegen. Ihr Mann Frank wollte zu Hause noch ein paar Dinge regeln, das Nötigste für einen Aufenthalt in Leipzig zusammenpacken und seiner Frau dann folgen.

»Habe ich etwas falsch gemacht in der Schwangerschaft? Es war bei den Untersuchungen doch immer alles okay. Wie kann das sein?«, kreisten die Gedanken in Elises Kopf. Doch für Herzfehler wie die von Nils kann niemand etwas. Sie sind eine Laune der Natur.

*

Nachdem der kleine Junge bei uns eingetroffen und versorgt war, sah ich mir die Diagnosebogen der Kollegen an. Der offene Ductus war in diesem Fall sogar vorteilhaft, denn so war eine zusätzliche »Versorgungsröhre« vorhanden. Das verschaffte uns etwas Zeit bis zum eigentlichen Eingriff. Nils war noch nicht einmal eine Woche alt. Bei einem so kleinen Kind bedeutet jeder Tag, den wir warten können, dass sich Körper und Immunsystem ein bisschen mehr stabilisieren. Gewebe und Organe werden reifer, das Risiko für Schäden an Hirn oder Organen durch die Herz-Lungen-Maschine wird geringer, und wir haben die Chance, das Kind mittels Medikamenten so auf die Operation vorzubereiten, dass es sie besser übersteht. Immerhin würde sie rund drei Stunden dauern, die Hälfte davon würden Nils' Herz und Lunge angehalten und auf eine externe Maschine umgeleitet sein.

Der Eingriff, den ich bei dem Neugeborenen vornehmen wollte, war eine klassische Switch-Operation, im Zuge derer ich auch den Vorhofseptumdefekt, also das Loch im Septum, der dünnen Wand zwischen den beiden Herzvorhöfen, verschließen würde. Die Methode durfte ich in Boston bei Professor Aldo Castañeda mitverfolgen, der sie in den 80er-Jahren erstmals selbst durchführte. Seitdem hat sie sich als Vorgehen zur Korrektur verkehrt gelagerter großer Gefäße etabliert, die Langzeitüberlebensrate liegt bei mehr als 97 Prozent. Ausreichende Erfahrung des Operateurs vorausgesetzt. Ich hatte mich mit der Switch-Operation intensiv beschäftigt. Das, was mir bei Castañeda gefallen hatte, hatte ich übernommen. Gegen Negatives, wie das Nierenversagen beim kleinen Thomas in London nach der Switch-Operation, hatte ich mir Strategien zurechtgelegt: Ich studierte die Abläufe am Abend vor dem Eingriff immer nochmals ganz genau. Und in meinen ersten Jahren als Kinderherzchirurg in Prag holte ich Professor Hučín bereits dann hinzu, wenn ich nur minimal strauchelte. Falscher Stolz kann in meinem Beruf wortwörtlich Leben kosten. Deshalb schärfe ich meinen Assistenzärzten heute ein, mich beim geringsten Zweifel anzurufen. Egal, wie spät oder welcher Wochentag es ist.

Mittlerweile habe ich die Switch-Operation Hunderte Male selbst durchgeführt. Auch wenn eine Transposition, eine falsche Gefäß-Herzkammer-Einbindung wie bei Nils, mit um die drei bis fünf Prozent eher selten war, wäre die Prozedur für mich Routine. Entsprechend zuversichtlich war ich, dem Jungen helfen zu können.

*

Zwei Tage warteten wir noch, bevor es ziemlich genau eine Woche nach seiner Geburt für das Neugeborene in den Operationssaal ging. Für die Eltern sind diese Stunden schlimm, in denen sie ihr Kind nicht sehen und sich nur vorstellen können, was gerade mit ihm passiert. Elise und Frank versuchten, sich mit Spaziergängen auf dem Klinikgelände abzulenken. Die Tatsache, dass bei solchen Herzfehlern nach einer einmaligen Korrektur die Sache in den meisten Fällen erledigt war, hatte allenfalls eine homöopathische Beruhigungswirkung auf sie. Kein Wunder, wir würden ihren Sohn operieren und sein Herz reparieren. Ihre Sorge sollte nicht ganz unbegründet sein. Denn bei Nils würde es nicht bei diesem einen Eingriff bleiben.

Die Switch-Operation, die für den 24. März 2003 angesetzt war, verlief zunächst problemlos. Ich öffnete den Brustkorb des Kindes über einen mittigen Schnitt und spannte den kleinen Brustkorb mit Wundspreizern. Dann tauchte ich ein in meine Welt, etwa so, wie wenn ein Büroarbeiter seinen Computer hochfährt oder ein Mechaniker seine Werkzeugbox aufmacht. Hier kenne ich mich aus und weiß ganz genau, was ich zu tun habe. Das war bei Nils zunächst einmal, die Thymusdrüse aus meinem Blickfeld zu bekommen, die sich zwischen seinem Herz und mir befand. Die ist bei Kindern im Vergleich zum Körpergewicht deutlich größer als bei Erwachsenen und kann so leicht einen Teil des Herzbeutels verdecken.

Die Thymusdrüse gehört zu einem wichtigen System, einem Teil des körpereigenen Immunsystems, und sorgt dafür, dass sich die Abwehrkräfte gut entwickeln. Sie hat also eine bedeutende Aufgabe. Doch da ich nur den vorderen Teil entfernen musste, um ausreichend gut an Nils' walnussgroßes Herz zu kommen, blieb noch genügend Gewebe übrig, damit sie normal funktionieren konnte.

Mit ein paar routinierten Handgriffen setzte ich die entsprechenden Schnitte und platzierte das entfernte Gewebe in einer sterilen Edelmetallschale neben mir. Nun hatte ich freie Sicht auf den Herzbeutel, das Perikard, die sackartige Hülle, die das Herz umschließt und schützt. Sie besteht aus zwei Schichten. Einer äußeren fibrösen aus festem Bindegewebe. Die sieht ein bisschen aus wie die Silberhaut über Muskelfleisch, zum Beispiel bei einer Hähnchenbrust. Diese Schicht fixiert das Herz im Brustkorb und schützt es vor äußeren Einflüssen. Die innere, auch serös genannte Lage, besteht ihrerseits ebenfalls aus zwei Teilen: erstens dem Epikard, der äußeren Schicht des Herzens aus Fett, Bindegewebe und Schleimhautzellen. Sie sieht glatt, glänzend und transparent aus, fast wie eine dünne Folie. Im Epikard verlaufen die Herzgefäße, es ist fest mit der Muskelschicht des Herzens verbunden. Der zweite Bestandteil des inneren Perikards heißt *Lamina parietalis*. Diese Struktur aus straffem Bindegewebe, das mit unzähligen flachen Zellen, dem Mesothel, besetzt ist, gehört zur Brustwand. Sie liegt feucht und spiegelglatt auf der Innenseite des fibrösen Perikards und sorgt dafür, dass das Herz bei jedem Schlag reibungslos im Herzbeutel gleiten kann, schützt den Herzmuskel aber auch vor Entzündungen und Verletzungen.

Ich öffnete Nils' Perikard mit einem Längsschnitt – und sah sofort, dass zu viel Flüssigkeit zwischen den Schichten schwappte. Etwas davon ist notwendig und dient als eine Art Gleitmittel, damit sich das Herz geschmeidig bewegen kann. Doch bei Nils hatte sich zu viel davon angesammelt.

Ein solcher Perikarderguss kann die Herzfunktion beeinträchtigen. Vorstellen kann man sich das ein bisschen so, wie wenn man versucht, einen Luftballon in einem geschlossenen und mit Wasser gefüllten Behältnis aufzublasen. Der Ballon kann die Flüssigkeit nicht verdrängen. Im Gegenteil presst der Wasserdruck auf den Ballon und verhindert, dass er sich aufdehnen kann. Handelt es sich um ein menschliches Herz anstatt einer Gummihülle, kann dieses weniger pumpen. Im schlechtesten Fall entsteht eine lebensbedrohliche Herzbeuteltamponade, bei der das Herz so stark zusammengedrückt wird, dass es zu einem Herz-Kreislauf-Stillstand kommt.

Die Flüssigkeitsmenge bei Nils war zwar erhöht, aber zu gering, um das Herz gefährlich zusammenzudrücken. Weil der Junge auf dem OP-Tisch ohnehin engmaschig überwacht wurde, unternahm ich diesbezüglich zunächst nichts, sondern widmete meine Aufmerksamkeit der Haupt- und der Lungenschlagader. Die Aorta ist das größte Blutgefäß des Körpers, die zentrale Arterie des menschlichen Organismus, und misst bei einem Erwachsenen etwa 2,5 Zentimeter im Durchmesser. Die ungefähr gleich voluminöse Pulmonalarterie ist ihrerseits das größte vom Herz wegführende Blutgefäß des Lungenkreislaufs. Bei Nils hatten beide einen Durchmesser von zehn Millimetern, also etwa wie eine Penne-Nudel. Das war für seine zarten sieben Tage normal – üblich sind in diesem Alter bei gesunden Kindern zwischen zehn und zwölf Millimeter, je nach Größe und Gewicht.

Da sich der Verbindungsgang zwischen diesen beiden Gefäßen, der *Ductus arteriosus*, nicht von selbst geschlossen hatte, band ich ihn doppelt ab und durchtrennte ihn. Dann entnahm ich dem Herzbeutel ein vier mal vier Zentimeter großes Gewebestück. Das würde ich später als Patch verwenden, um aus der ursprünglichen Aortenwurzel eine neue, dichte Pulmonalwurzel zu machen.

Weil wir Nils für die Operation an die Herz-Lungen-Maschine anschließen mussten, hatte das OP-Team Schläuche in die Aorta und in beide große Hohlvenen gelegt. Durch diese leiteten wir das Blut aus dem Körper in die Maschine um, die seine Herz- und Lungenfunktion für einige Zeit übernehmen würde. Die Körpertemperatur des Babys senkten wir auf 28 Grad Celsius, um das Herz und das Gehirn zu schützen. Denn je niedriger die Körpertemperatur, desto langsamer der Stoffwechsel und umso geringer der Sauerstoffverbrauch und der Energiebedarf der Zellen. Das gilt allerdings nur für das kontrollierte

Umfeld eines Operationssaals: Hier übernehmen Maschinen all die Funktionen, die bei dieser ansonsten lebensgefährlichen Unterkühlung nach und nach ausfallen würden: Blut mit ausreichend Druck in die Organe pumpen, das Blut mit Sauerstoff anreichern, die Temperatur gleichmäßig senken, damit keine Zellmembranen durch extreme Kältespitzen geschädigt werden, zum Beispiel.

Ich öffnete den rechten Herzvorhof und schloss das kleine Loch in Nils' Herz mit einer feinen Naht. Dann durchtrennte ich die beiden großen Gefäße, die Hauptschlagader und die Lungenschlagader, um die beiden großen Arterien zu tauschen und Herz- und Lungenkreislauf wieder korrekt zu verbinden: Aus der »falschen« Aorta würde die »richtige« Pumonalarterie werden, und umgekehrt.

Die Herzkranzgefäße, die das Herz mit Blut versorgen, löste ich sorgfältig aus der »alten« Aorta heraus und setzte sie mithilfe einer Manschette ohne Verengung an die neue Position, in vorgestanzte Lücken in der ehemaligen Pulmonalarterie, die nun die Neoaorta – die neue Aorta – war. Um aus der vorherigen Hauptschlagader die neue Lungenschlagader zu machen, nähte ich an deren unterem Ende den Patch an der Stelle ein, aus der ich zuvor die Herzkranzgefäße ausgeschnitten hatte. Anschließend zog ich den aufsteigenden Teil der Aorta unter der Pulmonalarterienaufzweigung durch und verband die beiden Gefäße wieder in der korrekten Zugehörigkeit.

Ich entlüftete das Herz mittels einer Kanüle – ein kritischer Vorgang. Denn gelangen auch nur kleinste Mengen Sauerstoff über den Blutkreislauf in die Hirnarterien, kann dies schwerste neurologische Schäden verursachen. Und auch wenn die Luft »nur« in den unteren Körperbereich gelangt, könnten sich Embolien bilden – kleine Pfropfen, welche die Blutgefäße verstopfen und deren Funktion einschränken oder lahmlegen.

Doch alles lief glatt. Nachdem ich die Klemme von Nils' Aorta entfernt hatte, erwärmten wir das Kind schrittweise. Sein Herz begann zu schlagen – im normalen Rhythmus. Der Junge hatte es geschafft!

*

Seine Eltern, die kurz nachdem wir den Kleinen auf die Kinderintensivstation verlegt hatten, zu ihm durften, hätten nicht glücklicher sein können. Auch wenn Mama Elise beim Anblick ihres Babys mit Atemschlauch und all den Schläuchen für Versorgung und Monitoring sichtlich mit sich kämpfte. Sanft streichelte sie das Gesichtchen ihres Sohnes, das nun nicht mehr blau war.

Nils erholte sich gut und durfte nach einigen Wochen unter der Auflage nach Hause, jedes halbe Jahr zur Kontrolle zu kommen. Für die kleine Familie begann endlich das Leben, das sie sich gewünscht hatte. Nils war ein pflegeleichtes, ruhiges Kind, und auch wenn er durch die Operation etwas verzögert anfing, typische Säuglingsbewegungen zu erlernen, etwa wie sich zu drehen, entwickelte er sich gut. Trotzdem war Elise vor der ersten Kontrolluntersuchung nervös – ihre Nerven machen ihr bis heute bei jeder Untersuchung ihres mittlerweile über 20-jährigen Sohnes zu schaffen, was meist unbegründet ist. Diesmal sollten sich jedoch ihre Befürchtungen als berechtigt herausstellen: Die Werte des inzwischen Einjährigen waren schlecht. Eine genauere Analyse ergab, dass die Lungenschlagader verengt war. Pulmonalstenose heißt das im Fachjargon. Dadurch war der Druck in der rechten Pumpkammer gestiegen, was zu einer unerwünschten Hypertrophie, einem Muskelzuwachs, führte. Das Blut hatte es dadurch schwerer, hindurchzufließen und in die Lunge zu gelangen. Das erklärte Nils' Werte.

Zwar zeigte der Junge keine Symptome wie Müdigkeit oder Atemnot – und in 30 Prozent der Fälle bleibt eine Pulmonalstenose dauerhaft symptomfrei und nicht behandlungsbedürftig. Doch in diesem Fall war das Herz ohnehin schon belastet.

Also war eine zweite Operation notwendig. Wir öffneten den Brustkorb noch einmal und erweiterten das verengte Gefäß mit einem Patch aus Rinderperikard, also einem Stück aus dem Herzbeutel eines Rindes. Das ist gängige Praxis, da das Gewebe vergleichsweise einfach zu bekommen und aufzubewahren ist. Am nächsten Tag mussten wir erneut eingreifen, da sich ein Hämatom, ein Bluterguss, gebildet und sich Blut zwischen Lunge und Brustwand angesammelt hatte. Das musste entfernt werden, damit Herz und Lunge uneingeschränkt arbeiten konnten und sich keine Infektion bildete.

Nochmals vier Monate später stellten wir fest, dass die Pulmonalklappe verengt war und eine Fehlbildung aufwies. Meist ist so etwas genetisch bedingt und eine häufige Begleiterscheinung zugrunde liegender Herzerkrankungen. Doch dieser »Schaden« war so ausgeprägt, dass auf Dauer die Sauerstoffversorgung unzureichend und das Herz zu stark belastet gewesen wäre. Wir mussten ihn behandeln. Normalerweise schiebt man in einem solchen Fall einen Ballon über ein dünnes Röhrchen, einen Katheter, über die Leiste an die Engstelle hoch und bläst ihn auf. Dadurch sprengt man die Klappe und weitet den Durchgang.

Doch bei Nils verlief genau da, wo ich hätte sprengen müssen, eine Herzkranzarterie. Die Gefahr, sie durch die Weitung zu verletzen, war zu groß. Deshalb entschied ich mich für einen chirurgischen Eingriff: eine Kommissurotomie. Dabei schnitt ich die Klappe in zwei Bereichen ein und weitete dadurch den Klappenring zumindest ein wenig, von acht auf zehn Millimeter Durchmesser. Das genügte für den Moment, aber nicht dauerhaft. Denn unterhalb der Klappe bildete sich ein Muskelbündel. Das ist nicht ungewöhnlich. Der Körper versucht so, die verringerte Funktion und Öffnungsfläche der Klappe zu überwinden. Das ist ein bisschen so, wie wenn man einen langen Stock unter einen schweren Gegenstand schiebt, um ihn leichter bewegen zu können. Man »leiht« sich Kraft von etwas, das eigentlich nicht zu einem gehört. An sich ein cleverer Schachzug.

Das Problem bei Nils war allerdings, dass dieses Muskelbündel nun die Ausflussbahn des Blutes einengte. Im November 2004, fünf Monate nachdem wir die Lungenklappe das erste Mal korrigiert hatten, mussten wir erneut operieren. Diesmal setzte ich eine biologische Prothese mit Klappe ein, ein Halsgefäß vom Kalb, die sehr gut für einen solchen Klappenersatz geeignet ist. So konnten wir die Enge überbrücken. Im April 2011 hatte ich Nils das letzte Mal auf dem OP-Tisch. Wir implantierten ihm eine zweite biologische Prothese mit Klappe, die erste Ersatzklappe war überwachsen und die ursprünglich eingesetzte biologische Klappe zu klein geworden. Mittlerweile ist er mit einer Pulmonalklappe unterwegs, die aus menschlichem Spendergewebe besteht – ein weiterer Eingriff. Aber einer, der es ermöglicht, weitere Operationen daran, sollten sie notwendig sein, über einen Katheter über die Leiste vorzunehmen. Solche Klappen sind nämlich faltbar konstruiert.

*

Nils war noch nicht einmal ein Teenager, da hatte er schon sieben Operationen hinter sich. Seine Eltern gingen siebenmal durch die Hölle, wie sie später berichteten. Sie waren unendlich dankbar für das, was wir für ihren Sohn getan hatten, dennoch blieben die Antennen von Elise und Frank immer auf Empfang ausgerichtet. Sie beobachteten ihren Sohn ganz genau, um notfalls rechtzeitig eingreifen zu können. Manchmal, so erinnern sie sich, hatten sie sein Herz laut schlagen hören, wenn es still im Raum war. Dann wussten sie, »es ist wieder was«. Aber Nils erholte sich nach jeder Korrektur. Kinder sind zäh. Je jünger sie sind, desto mehr ist ihr System darauf ausgelegt, zu wachsen, sich zu erneuern, zu regenerieren.

Zwar fing Nils ein wenig später als seine Altersgenossen an zu sprechen. Er schwitzte etwas mehr beim Sport und wurde in diesem Schulfach nicht benotet. Aber er führt heute ein ziemlich normales Leben. Der junge Mann arbeitet als Industriekaufmann, macht eine Fortbildung in Rechnungswesen und liebt Computerspiele. Seine Mama hängt er mittlerweile beim Spazierengehen ab. Und auch wenn er nicht »richtig« Sport machen und seinem Lieblingseishockeyteam nur zuschauen anstatt selbst auf die Kufen steigen kann, ist er damit zufrieden, so wie es ist. Nils kennt es nicht anders. Im Februar 2025 war er wieder bei der Kontrolle. Die lang ersehnten Ergebnisse fischte Elise mit gemischten Gefühlen aus dem Briefkasten: Da sein Körper seit dem letzten Eingriff gewachsen ist, ist es gut möglich, dass die Gefäßprothese, das Konduit mit Klappe, nochmals ersetzt werden muss. Auf Erwachsenengröße. Aber noch sind die Werte im grünen Bereich. Nils hat wieder ein Jahr seine Ruhe. Und Elises Nerven auch.

Entwarnung auf der Autobahn – Sandras Fall

Noch immer berührt es mich, wie Kinder es schaffen, sich trotz schwerster Herzfehler ins Leben zu kämpfen. Es ist einer der Aspekte, die mich in meiner Arbeit am meisten motivieren. Anders als in der Erwachsenenherzchirurgie verlängern wir als Kinderherzchirurgen nicht nur das Leben. Wir schaffen die Basis dafür, dass es überhaupt entstehen kann. Denn ohne ein funktionierendes Herz bleibt nur der Tod.

Wenn sich wenige Tage alte Babys oder kleine Kinder, die ihr gesamtes Dasein noch vor sich haben, mit einem riesigen Überlebenswillen gegen ihre Erkrankung stemmen, wer bin dann ich, zu sagen, ich versuche nicht, ihnen dabei zu helfen? Sehe ich auch nur die geringste Chance auf ein würdevolles Leben, greife ich ein. Dass sich manche Diagnosen als schwerwiegender erweisen als angenommen und ich darauf sehr kurzfristig reagieren muss, kommt dabei durchaus vor.

Schon der kleine Nils war ein komplexer Fall gewesen, den unterschiedliche Herz- und Folgefehler zum Stammgast im OP gemacht hatten. Verglichen mit dem von Sandra war sein Herz jedoch in fast vorbildlichem Zustand. Das kleine Mädchen hielt sein Geheimnis zunächst aber wohlgehütet. Sandra kam wie Nils ganz normal auf die Welt, es gab keine Auffälligkeiten, weder in den Vorsorgeuntersuchungen noch nach der Entbindung. Eine Woche lang war die Welt für Kurt und Sofie Milhardt rosarot: Sie hatten eine gesunde Tochter, und die würde bald in das kleine Zimmer unter dem Dach neben dem ihren ziehen. In den vergangenen Monaten hatten sie es liebevoll eingerichtet: Wickeltisch, Gitterbettchen mit Mobile, fröhlich-bunte Bilder an den Wänden, und in Regalen und Schränken stapelten sich bereits Spielzeuge, denen Sofie nicht hatte widerstehen können, und Babysachen von Familie und Freunden, deren Kinder inzwischen zu groß dafür waren. Es war Samstag. Kurt hatte frei und war deshalb schon vormittags in die Klinik gefahren. Er saß am Bett seiner Frau, das Baby döste zufrieden an ihrer Brust, und die frischgebackenen Eltern diskutierten, ob und wie lange sich Kurt freinehmen würde, wenn Sofie und Sandra nächste Woche nach Hause durften.

Sie sprachen gerade über den ersten Besuch der Hebamme, als es an die Zimmertür klopfte und ein Arzt den Raum betrat, den die jungen Eltern noch nie gesehen hatten. »Guten Tag«, grüßte er freundlich, erklärte, er sei eine Vertretung und wolle sich Sandra nochmals kurz ansehen. Reine Routine. Das dachten zumindest Kurt und Sofie, die in den vergangenen Tagen oft dabei gewesen waren, wenn ihre Tochter abgehört oder abgetastet worden war. Immer hatten sich die Ärzte zufrieden gezeigt, genickt und innerhalb weniger Minuten das Zimmer wieder verlassen. Diesmal aber schimmerte Sorge auf dem Gesicht des Mediziners, als er sich das Stethoskop aus den Ohren nahm und mit zusammengezogenen Augenbrauen durch die Patientenakte blätterte, um einen Hinweis darauf zu finden, ob eine ähnliche Feststellung wie die seine bereits gemacht worden war. »Bitte machen Sie sich noch keine allzu großen Sorgen«, teilte er den jungen Eltern nach einer gefühlten Ewigkeit mit, »aber irgendwas hört sich an ihrem Herz komisch an.« Das müsse man sich genauer ansehen. Er habe Verbindungen nach Halle, ins dortige Kinderherzzentrum, führte er aus. Dort sollten Kurt und Sofie mit Sandra unbedingt vorstellig werden. So bald wie möglich. Verunsichert blieben die beiden zurück. Mit jeder Menge Fragezeichen im Kopf und dem Kontakt zu einem Kinderkardiologen in Halle auf einem Zettel.

Eine Nacht verbrachten sie mit ihrer Tochter zu Hause, lebten einen Wimpernschlag lang ihren Familientraum. Dann packten sie Sandra in ihre Babyschale, zusammen mit einem kleinen braunen Plüschteddy und einer farbenfrohen Kinderwagenkette aus Holz, und fuhren in die Kinderklinik; sie hatten ein ungutes Gefühl im Bauch, aber auch die Hoffnung, dass sich alles als Missverständnis erweisen würde.

Diese Hoffnung erfüllte sich nicht. Innerhalb weniger Stunden wurde aus ihrem gesunden Kind eines mit einer Großbaustelle als Herz: Die Aorta war verengt, wir sprechen von einer Stenose, und das Gefäß entsprang zudem der rechten Herzkammer, wo eigentlich die Lungenschlagader hingehörte. Die Pulmonalarterie hatte dafür an der linken Herzkammer angedockt. Die Herzkammern waren vertauscht. Und ähnlich wie bei Nils hatte auch Sandra ein Loch in der Scheidewand zwischen den Herzvorhöfen. Zu diesem Vorhofseptumdefekt kam bei ihr allerdings noch ein Ventrikelseptumdefekt, das ist eine Lücke in der Scheidewand zwischen den beiden Herzkammern. Die Lungenklappe war verengt, sodass sich das Blut nur sehr begrenzt hindurchpressen konnte. Der Druck in der Herzkammer war entsprechend erhöht, die Sauerstoffversorgung reduziert.

Jede Diagnose für sich genommen war kein großes Problem. Der Ventrikelseptumdefekt ist mit bis zu 30 Prozent sogar der häufigste angeborene Herzfehler. Alle Defekte hatte ich schon mehrfach separiert operiert. Doch eine solche Anhäufung war selbst mir, nach damals fast 15 Jahren als Kinderherzchirurg, noch selten untergekommen. Die Kollegen in Halle hatten Kurt und Sofie zu uns nach Leipzig überstellt, da wir deutlich mehr Erfahrung mit diesen Problematiken hatten. Bei Kinderherzchirurgen gibt es keine Konkurrenz. Wenn es um gerade erst entstandenes Leben geht, greift der ein, der die meiste Routine hat.

Derart viele Korrekturen bei einem so kleinen Kind waren aber immer ein großes Risiko – unabhängig von der Erfahrung.

Die Strukturen sind extrem empfindlich, schon leichter Druck kann sie schädigen. Den Versuch, alle sechs Diagnosen auf einmal zu korrigieren, würde Sandra nicht überstehen. Deshalb entschloss ich mich, die Operation zweizuteilen: Die Engstelle der Aorta sollte sofort geweitet werden, die »Neuverkabelung« der falsch gesetzten Gefäße wollte ich so spät wie möglich vornehmen. So würde das Mädchen noch ein bisschen weiterwachsen und stabiler werden können.

Das war dringend notwendig, denn eine herkömmliche anatomische Switch-Operation würde hier nicht genügen. Beim Herzdefekt dieses Mädchens floss physiologisch das Blut zwar zunächst richtig, aber die rechte Herzkammer hätte dauerhaft den Körper versorgen müssen. Ob sie das auf Dauer schaffen würde, war mehr als fraglich. Es würde auf eine Double-Switch-Operation hinauslaufen. Ziel dieser OP ist es, per anatomischer Korrektur die linke Kammer auf die Körper-, also die Aortenseite zu bringen und die rechte Kammer auf die Lungen-, die Pulmonalarterienseite.

Damit die rechte Herzkammer die Lunge und die linke den Körper versorgen kann, muss ich zunächst eine Vorhofumkehr durchführen. Das bedeutet, dass ich eine Umleitung legen muss – des sauerstoffarmen Blutes der Systemvenen aus dem rechten Vorhof in die links liegende rechte Herzkammer und des sauerstoffreichen Blutes der Lungenvenen aus dem linken Vorhof in die rechts liegende linke Herzkammer. Zudem musste die Verbindung der großen Gefäße korrigiert werden, damit die kräftigere linke Herzkammer das Blut in den Körper pumpte. Für diese Aufgabe ist nämlich mehr Druck notwendig. Des Weiteren müssen auch die Löcher zwischen den Vorhöfen und Herzkammern verschlossen werden, damit es zu keiner Vermischung des Blutes der beiden Herzseiten kommt.

Ein solcher Generalumbau hört sich nicht nur kompliziert an, er ist es auch. Mitunter dauert er sehr lange. 2016 operierte ich ein 15 Monate altes Mädchen aus Katar gut neun Stunden lang, viereinhalb davon stand sein Herz still – im Schnitt sind es für gewöhnlich maximal eine bis eineinhalb Stunden. Aber besondere Situationen erfordern manchmal eben auch besondere Maßnahmen.

*

Die Eltern der kleinen Sandra waren wie betäubt, als sie begriffen, wie ernst die Situation war; wie wackelig das eben noch so kuschelige Familienglück. Es war ein riesiger Schock für sie, zu erfahren, dass – wie Kurt es formulierte – »alles kreuz und quer in ihrem Körper liegt«. Die beiden gingen ganz unterschiedlich mit der Unsicherheit und Sorge um. Der junge Vater lenkte sich durch Arbeit ab. Er war durch seinen Beruf nur alle zwei Wochen zu Hause. Sofie pendelte zwischen der Kinderklinik in Leipzig und dem Wohnort der Familie, wo sie sich um die beiden anderen Kinder kümmerte, die mit damals sechs und acht Jahren schon recht genau verstanden, dass etwas nicht in Ordnung war. Sie blieben meist brav bei Oma und Opa, wenn beide Eltern nicht da waren.

Eine kurze, rund siebenwöchige Verschnaufpause bekam die Familie zwischen Anfang Juli und Ende August 2007, nach der ersten Operation. Dieser Eingriff, bei dem ich die Hauptschlagader von Sandra erweiterte, verlief gut. In etwas mehr als eineinhalb Stunden entfernte ich über einen Zugang auf der linken Brustseite die verengte Aorta, den oberen Teil der Hauptschlagader schnitt ich quer durch und vernähte ihn breit mit dem unteren Teil – mittels der schon beschriebenen End-zu-Seit-Anastomose, wie dieser Vorgang in der Medizin heißt. Dazu verwendete ich einen spinnwebfeinen Faden aus Prolene. Das ist ein synthetisches Polypropylen, das der Körper nicht zersetzen kann. Es ist sehr reißfest und glatt und das Gewebe reagiert kaum auf den Fremdkörper. Ich schloss das Gefäß mit einem einzelnen durchgehenden Faden, in der sogenannten fortlaufenden Nahttechnik. Das ist schneller, als wenn man viele einzelne Knoten macht, die Wundadaption – also das exakte Zusammenfügen der Wundränder – gelingt gleichmäßiger, und die Technik ist gewebeschonender, da sich die Zugspannung besser und ohne einzelne Druckpunkte verteilt. Gerade einmal zwölf Minuten war der Blutfluss mit Klemmen unterbrochen, um die Naht zu setzen.

Sandra erholte sich gut, und etwa zwei Monate nachdem sie zu uns gekommen war, durfte ihre Mutter sie vorerst mit nach Hause nehmen. Das kleine Mädchen würde in den nächsten Wochen engmaschig kontrolliert werden, um zügig handeln zu können, wenn sich die Korrektur der noch bestehenden Defekte nicht weiter würde hinauszögern lassen.

Für die Familie begann eine Zeit, die eigentlich alltäglich hätte sein sollen, derzeit aber ein ständiger Abgleich, ein dauerndes Prüfen war, wie es dem jüngsten Geschwisterchen ging. Sandra hielt sich tapfer. Sie war etwas blass, ansonsten sah man dem kleinen Mädchen nicht an, dass sein Herz anders war als das seines Bruders und seiner Schwester. Kurt und Sofie taten ihr Bestes, um ein normales Familienleben zu wahren, zumal mittlerweile die Sommerferien begonnen hatten und die beiden älteren Kinder tagsüber zu Hause waren. Sie fuhren zusammen an den Badesee, machten Ausflüge – während im Hinterkopf immer die Frage ratterte: »Ist alles okay, machen wir alles richtig? Füttern wir lieber weniger, damit ihr System nicht belastet wird, oder so viel es geht, damit sie wächst und kräftiger wird?« Die Ärzte, die sie hierzu befragten, waren sich nicht einig.

Eines Tages, Kurt war gerade beruflich im Ausland und hatte über seinen Pflichten kurz vergessen, dass seine jüngste Tochter heute ihre Kontrolluntersuchung hatte, klingelte sein Telefon. Es war Sofie. Mit zittriger Stimme erklärte sie ihm, dass sich laut der letzten Untersuchung Sandras Werte so sehr verschlechtert hatten, dass die Operation nun unvermeidlich sei. Da war Sandra knapp sechs Monate alt. Ich hatte mir erhofft, dass wir den Eingriff noch etwas hinauszögern könnten, aber wenn es um zerbrechliche Systeme wie den Kreislauf eines Säuglings geht, verpuffen Pläne und Wünsche oft schneller, als man »Bitte« sagen kann.

Kurt agierte wie auf Autopilot. Er packte seine Sachen, fuhr nach Deutschland und fand sich wenig später mit Sofie im Büro meiner Assistenzärztin Mi-Young Cho wieder, die sie darüber aufklärte, was ich mit ihrer Unterstützung am nächsten Tag bei ihrer Tochter tun würde. Natürlich musste sie auch die Möglichkeit ansprechen, dass Sandra den Eingriff nicht überleben würde. Das ist unsere Pflicht, und auch wenn wir mit weniger als einem Prozent eine extrem niedrige Sterberate in unserer Abteilung haben, war die bloße Vorstellung, sie könnte ihr Kind verlieren, zu viel für die Nerven der Mutter. »Kurt, ich kann das nicht, unterschreib einfach alles. Ich muss raus hier«, flüsterte Sofie atemlos und verließ fast fluchtartig den Raum. Der bekümmerte Vater ließ den Rest des Gesprächs mehr über sich ergehen, als dass er aktiv daran teilnahm und Fragen stellte. Aber das ist normal. Wenn etwas zu schmerzhaft ist, zu groß und zu überwältigend, dann sucht sich der Mensch ganz instinktiv Mechanismen, die ihm erleichtern, damit umzugehen – oder zumindest nicht zusammenzubrechen. Bei manchen ist das die Flucht, bei anderen Schockstarre, bei wieder anderen Angriff. Obwohl Letzterer sehr selten bei Aufklärungsgesprächen vorkommt.

Das Petersberger Paar hatte eigentlich beschlossen, dass Sofie in Leipzig bleiben würde. Kurt wollte zurück zu den Kindern fahren, die sich wieder einmal in der Obhut ihrer Großeltern befanden. Doch da sie nicht einmal eine Stunde weit weg von der Klinik wohnten und sichtlich angeschlagen wirkten, rieten wir ihnen, beide nach Hause zu fahren und für ihre zwei anderen Kinder da zu sein. Etwas Ablenkung würde ihnen in den langen Stunden des Wartens guttun. Die Operation würde dauern, und wir versprachen, uns zu melden, sobald der Eingriff vorbei und Sandra auf der Kinderintensivstation war. Ein wenig zögerten sie – würden verantwortungsvolle Eltern ihr Kind in so einer Situation allein lassen? Schließlich gaben sie nach viel gutem Zureden und einiger Überzeugungsarbeit nach. 60 Kilometer war eine erträgliche Distanz, sie waren nicht aus der Welt.

*

Während das Paar über die Autobahn nach Hause sauste, bereiteten wir die Operation vor. Die Anästhesie wurde über den Fall und das geplante Vorgehen informiert, um eine sichere Narkoseführung und die Kreislaufstabilität des Babys unter der Herz-Lungen-Maschine zu gewährleisten. Zudem würde das Team Medikamente zur Unterstützung der Herzkraft verfügbar halten, zum Beispiel Inotropika, welche die Fähigkeit des Herzens, sich zusammenzuziehen, unterstützen, und Diuretika, die Wasseransammlungen im Gewebe ausschwemmen und blutdrucksenkend wirken. Gerätschaften, um verschiedene Parameter wie den Blutdruck zu überwachen, wurden in Position gebracht, überprüft und anschlussfertig gemacht.

Mein Kollege, der Kardiotechniker Michael Walther, testete die Herz-Lungen-Maschine auf Luftfreiheit, das ist wichtig, weil schon kleinste Lufteinschlüsse Blutpfropfen verursachen und die Blutversorgung stören können. Er checkte Filter und Schläuche und bereitete sie mit steriler Lösung vor. Ersatzteile hatte er für den Notfall ebenfalls bereitgelegt. Bei Sandra wurden Zugänge für die Narkose, das Monitoring verschiedener Werte wie Blutdruck, Herzschlag, Puls und Temperatur gelegt. Blutbeutel wurden vorgehalten, Klemmen, Instrumente, Nadeln und anderes Besteck wurden sterilisiert und neben dem OP-Tisch aufgereiht. Das kleine Mädchen wurde in einen tiefen Schlaf versetzt. Ihr Körper wurde fast komplett abgedeckt, nur ein Quadrat ihrer gerade handtellergroßen Brust war noch zu sehen, bedeckt mit einer durchsichtigen Folie, die herkömmlicher Frischhaltefolie nicht unähnlich ist. Sie dient dazu, eine sterile Barriere zwischen Patientenhaut und Operationsfeld zu schaffen, damit sich möglichst keine Wundinfektion bildet.

Ich selbst bereite mich auf solche Eingriffe am Vortag gewissenhaft vor, gehe die einzelnen Schritte durch, überlege mir Alternativstrategien und Notfallszenarien. Mein Ziel ist es, so sicher in dem zu sein, was ich tue, dass ich kein Instrument zweimal in die Hand nehmen beziehungsweise kein falsch gewähltes zurücklegen muss. Ein so kleines Herz anzuhalten birgt immer ein Risiko. Es ist meine Verantwortung, diese Phase so kurz wie nötig zu halten. Erst eine Viertelstunde vor Beginn des Eingriffs betrete ich das Spindlabyrinth im OP-Bereich des Klinikums Leipzig. Ich ziehe OP-Hose, -Hemd und ein Paar Gummischuhe über, streife mir eine Haube übers Haar und eine Maske über den Mund und desinfiziere mir im Gang zwischen Umkleide und Operationssaal die Hände. Im OP durchlaufe ich das immer gleiche Ritual: Ich gehe zum ersten Spiegel, dem an der Säule. Dort liegt meine Vergrößerungsbrille bereit. Ich putze sie, setze sie auf und rekapituliere den Eingriff mit meinem Team. Das heißt, mein Assistenzarzt oder meine Assistenzärztin stellen den Fall noch einmal kurz vor, gefolgt von den Ausführungen der Anästhesie, woraufhin ich entscheide, welche Materialien und Medikamente wir einsetzen. Dann gehe ich auf die andere Seite des Raumes, wo ein zweiter Spiegel angebracht ist. Dort steht mein Kopflicht, das ich ebenfalls aufsetze, justiere und prüfe, ob es funktioniert. Ich gehe in den Waschraum, um mich noch einmal zu desinfizieren – und dann geht es los. Auf nüchternen Magen – und auch das Kind auf dem Tisch ist nüchtern, da durch die Narkose Reflexe wie Husten und Schlucken ausgeschaltet sind und die Gefahr, Mageninhalt zu verschlucken und zu ersticken, erhöht wäre.

Vor Eingriffen, die meist für vormittags angesetzt sind, um frisch zu sein und Puffer nach hinten zu haben, frühstücke ich grundsätzlich nicht. Denn wer Nahrung verdaut, hat keinen klaren Kopf. Den brauche ich aber, wenn ich an einem Organ arbeite, das über Leben und Tod eines Kindes entscheidet. Trinken, Essen, Toilettengang – all das ist für die Zeit der Operation für mich tabu. Egal, ob ich eine oder zehn Stunden am Tisch stehe. In 27 Jahren musste ich nie eine Ausnahme machen. In dieser Zeit am Operationstisch bin ich so konzentriert, dass ich selbst solche Grundbedürfnisse gar nicht wahrnehme. Außerdem muss da, wo keine Flüssigkeit und keine Nahrung reingehen, auch keine hinaus. Mag sein, dass ich dadurch etwas absonderliche Essgewohnheiten entwickelt habe: Die selbst gemachte Marmelade, die mir meine Mitarbeiterin und leitende OP-Schwester Frau Conradt, gelegentlich mitbringt, streiche ich nie – wie von ihr empfohlen – hauchdünn auf ein Stück Brot oder etwas Ziegenkäse, sondern löffle sie pur und innerhalb von fünf Minuten weg. Ich bin es gewohnt, schnell Energie aufzunehmen, wenn ich die Gelegenheit dazu habe. Am Snackglas in der Kinderintensivstation komme ich manchmal nicht vorbei, ohne stehen zu bleiben und die Leckereien, unter anderem Schokostückchen oder Bonbons, herauszupicken wie früher Johannisbeeren vom Busch im Garten meiner Eltern. Und obgleich ich mich selbst durchaus als Gourmet bezeichnen würde, behaupten manche Kollegen, dass sich dieses Feinschmeckertum weitestgehend auf Steak und Wein beschränkt. Immerhin.

*

Flammt die Kopflampe vor dem Spiegel im OP auf, sind Steak, Wein, Autos … all meine eigenen Befindlichkeiten und Interessen vergessen. Meine einzige Mission ist es, dieses kleine Leben zu sichern. Eine Double-Switch-Operation, wie bei Sandra vonnöten, kann auch ich nicht aus dem Ärmel schütteln. Sie ist eine komplexe Angelegenheit. Besonnen erledigte ich einen Schritt nach dem anderen: Ich öffnete das Brustbein der kleinen Patientin vorsichtig in der Mitte und legte das Herz frei, indem ich den Herzbeutel aufschnitt. Ein kleines Stück dieses Herzbeutels, vier mal fünf Zentimeter, nahm ich heraus und legte es in Glutaraldehydlösung. Diese organische Verbindung ist pur giftig und ätzend. Verdünnt sorgt sie dafür, dass sich die Kollagenfasern des Eigengewebes quer vernetzen, was das entnommene Herzbeutelstück stabiler, formbarer, weniger schrumpfanfällig machen würde. Es würde später als Patch dienen, um das Loch zwischen Sandras Herzkammern zu verschließen.

Dann gab ich Michael Walther ein Zeichen und die Herz-Lungen-Maschine übernahm den Kreislauf des Babys. Sie pumpte das Blut und versorgte den Körper mit Sauerstoff, während ich das Herz stilllegte, um in Ruhe arbeiten zu können. Über einen kleinen Schnitt im rechten Vorhof verschloss ich zunächst das Loch – den Ventrikelseptumdefekt – mit dem vorbereiteten Patch. Danach machte ich mich daran, im Inneren des Herzens den Blutfluss umzuleiten. Dazu baute ich

Leitkanäle, die Baffles, aus eigenem Material aus dem Vorhofseptum. Das sauerstoffarme Blut aus dem Körper bekam dadurch einen direkten Weg zur Lunge. Das sauerstoffreiche Blut aus der Lunge wiederum leitete ich so, dass es direkt in den Körper gepumpt würde.

Im nächsten Schritt trennte ich die beiden großen Schlagadern – die Aorta und die Lungenschlagader – oberhalb der Herzklappen durch und vertauschte ihre Position. Dabei mussten auch die Herzkranzgefäße, die das Herz selbst mit Blut versorgen, vorsichtig herausgelöst und an der neuen Aorta wieder präzise angenäht werden. Buttons heißen die kleinen Gewebefleckchen, aus deren Mitte je ein kleiner Stamm entspringt und die in die Gefäße eingesetzt werden wie Legosteine.

Die neue Lungenschlagader, die vom rechten Ventrikel abgeht, erweiterte ich mit einem passgenau zugeschnittenen Patch aus Herzbeutelgewebe, damit sie genug Blut transportieren konnte. Die Pulmonalarterienäste, die nach rechts und links zur Lunge ziehen, legte ich vor die Aorta. Dieses Lecompte-Manöver genannte Vorgehen hat den Vorteil, dass die großen Gefäße mehr Platz haben und, da sie weniger gebogen verlaufen, weniger unter Spannung stehen. Engstellen werden so unwahrscheinlicher. Anschließend nähte ich die neue Pulmonalarterie vor der Aorta zusammen, nachdem ich die Aorta wieder verbunden hatte. Als alle Nähte saßen, entfernte ich sorgfältig die Luft aus den Herzkammern, löste die Klemme von der Hauptschlagader – und sah, wie sich die Herzkranzgefäße wieder mit Blut füllten und das Herz wieder in seinen eigenen Rhythmus fand.

Langsam erwärmten wir die kleine Patientin, trennten sie von der Herz-Lungen-Maschine, und ich legte mehrere Drainagen, damit Wundflüssigkeit und Blut abfließen konnten. Das

Brustbein verschloss ich zunächst provisorisch, deckte alles mit einem sterilen Verband ab – und mit stabilen Kreislaufwerten brachte das Team Sandra nach etwas mehr als dreieinhalb Stunden auf die Kinderintensivstation.

Sandras Eltern warteten in der Zwischenzeit zu Hause unruhig auf unseren Anruf. »Das kann doch nicht so lange dauern!«, rief Kurt aufgebracht, als etwa zweieinhalb Stunden nach dem angesetzten Operationsbeginn das Telefon noch immer nicht geläutet hatte. »Sofie, wir fahren da jetzt hin«, verkündete er energisch und marschierte, seine überrumpelte Frau im Schlepptau, entschlossen Richtung der Familienkutsche. Einsteigen, Zündschlüssel umdrehen und raus aus der Auffahrt. So schnell es die Geschwindigkeitsbegrenzungen zuließen, lenkte Kurt den Wagen aus dem Ort und fuhr auf die Autobahn Richtung Leipzig. Erst wenige Kilometer waren sie dort unterwegs, als Kurts Handy klingelte. Es war die Klinik, mit guten Nachrichten. »Sie hat es geschafft«, verkündete er erleichtert, nachdem er aufgelegt hatte und auf die rechte Spur gewechselt war. Sofie stiegen Tränen in die Augen, so erleichtert war sie. Es war, als schiene die Sonne in diesem Moment ein bisschen heller.

Sandra erholte sich sehr gut von diesem komplexen Eingriff. Bald nahm sie ganz normal am Familienalltag teil, spielte mit ihren Geschwistern und wanderte ein paar Jahre später mit ihren Eltern auf den Brocken, den mit gut 1140 Metern höchsten Berg im Mittelgebirge. Ganz allein, ohne sich auch nur einen Meter tragen zu lassen. Darauf sind Sofie und Kurt noch heute stolz. Sandra wird ihr Leben lang Medikamente nehmen und regelmäßig zur Kontrolle gehen müssen. Ansonsten ist sie aber vollkommen gesund. In ihren nunmehr 18 Lebensjahren ist sie zu einem ruhigen Mädchen herangewachsen. Zu einer jungen Frau mit einem festen Freund, die gern mit ihren Hunden spazieren geht und sich um andere Menschen kümmert. Ihr ist es wichtig, dass es allen in ihrem Umfeld gut geht, sagt Mama Sofie, und dass Sandra ihren Weg im Leben meistern wird, daran haben ihre Eltern keinen Zweifel.

TEIL 4

Ende gut, alles gut

Das Herz ist der Lebensmuskel. Entsprechend bewege ich mich in meiner Arbeit ständig auf dem schmalen Grat zwischen Leben und Tod. Ich muss Entscheidungen treffen, schnell mitunter, die retten oder den schlimmstmöglichen Ausgang haben können. Manchmal lässt sich ein Herz reparieren, manchmal muss es ersetzt werden. Meist gelingt es mir, die Kinderherzen wieder zum Schlagen zu bringen. Sehr selten gelingt mir das nicht. Das sind die Momente, in denen ich mich zurückziehen und neu sortieren muss. Nie aber habe ich meine Berufswahl angezweifelt. Der Tod lehrt mich, mich ihm zu stellen, ihn zu verarbeiten oder zu bekämpfen – und dass er so selten gewinnt bei uns in Leipzig zeigt, wie gut die Technik, mein Team und ich zusammen funktionieren.

Ein Herz im Handwagen – Vincents Fall

Vincent freute sich. Seine Eltern wollten heute Abend ausgehen und er würde bei Oma und Opa übernachten. Die beiden wohnten im gleichen Haus, im Erdgeschoss, in der Wohnung unter Vincent und seiner Familie. Mit seinen sieben Jahren war der Junge ein echter Wirbelwind. Er rannte für sein Leben gern, kletterte geschickt auf alles, was ihm unter die flinken Beine und Finger kam, und konnte wunderbar mit dem Ball umgehen. »Zu DDR-Zeiten hätten sie ihn schon für die Sportschule auf dem Kieker gehabt«, hatte seine Kindergärtnerin einmal zu seiner Mutter Manuela gesagt, was sie mit Stolz auf ihren Sohn erfüllt hatte. Inzwischen ging der Junge in die erste Klasse. Er mochte die Schule, hatte Freunde dort und im Unterricht keine Schwierigkeiten. Trotzdem wartete er ungeduldig auf die ersten Sommerferien seines Lebens, die in einer Woche beginnen würden. Ferien waren etwas Tolles, das sagten alle.

Dieser Samstagabend bei seinen Großeltern verhieß aber ebenfalls allerlei Gutes: Oma kochte sein Lieblingsgericht – Spaghetti mit Tomatensoße – zum Abendessen. Er durfte dabei kleckern, so viel er wollte, weil man »die Tischdecke abwischen kann«, wie die Großmutter lächelnd versicherte. Streukäse gab es ohne Ende und Süßigkeiten vor dem Fernseher waren einen Abend lang nicht verboten. Er musste erst um 22 Uhr ins Bett, und keiner würde kontrollieren, ob er nicht doch noch mit der Taschenlampe unter der Decke Bücher durchblätterte. Heute war er aber zu müde für Bücher. Zufrieden schlummerte Vincent ein, bald nachdem ihn Oma in die weichen Daunen gepackt und ihm einen Kuss auf die Stirn gedrückt hatte. Das Leben war schon ziemlich gut.

Als er am nächsten Morgen die Augen aufschlug, fühlte er sich allerdings gar nicht wohl. Sein Magen rebellierte, ihm war richtig schlecht. »Da hast du es wohl mit den Gummibärchen übertrieben«, analysierte Manuela, als ihr Sohn am Sonntagmorgen mit bleichem Gesicht nach oben in die Wohnung taumelte. Passiert halt mal, dachte sie. Auch, als Vincent anfing, sich zu übergeben, machte sie sich zunächst noch keine Sorgen. Gut, wenn das Zeug draußen ist, dann würde es ihm besser gehen. Bestimmt hatte der Kleine etwas Falsches – oder zu viel vom seiner Meinung nach Richtigen – gegessen. Vielleicht hatte er sich in der Schule auch einen Infekt eingefangen. Sie packte ihren Sohn ins Bett. Der ließ es widerstandslos geschehen und schlief. Stundenlang. Wachte auf. Erbrach wieder. Schlief weiter.

Am Montagnachmittag, nachdem sich Manuela morgens bei der Arbeit abgemeldet hatte, um bei ihrem Kind zu bleiben, weckte sie Vincent. Sie wollte mit ihm zum Kinderarzt, um den Grund für seine Übelkeit abklären zu lassen – langsam wurde ihr das doch unheimlich. Außerdem brauchte sie eine Krankschreibung für ihren Arbeitgeber.

Als Vincent langsam zu sich kam, wirkte er verwirrt. Ein paar Augenblicke lang wusste er nicht, wo er war. Als seine Mutter fragte »Soll ich dir mal den Jannis holen?«, seinen kleinen Bruder, der ihn ein wenig aufmuntern sollte, wusste er nicht, wen sie meinte. »Hä, Jannis kenne ich nicht«, behauptete er, und in seinem Gesicht war nicht der leiseste Anflug von Schalk oder einem schelmischen Grinsen zu entdecken. Er meinte es ernst.

In diesem Moment wurde Manuela klar, dass sie mit ihrem Sohn ins Krankenhaus musste. Hier stimmte etwas ganz und gar nicht. Hoffentlich war Vincent nur so durcheinander, weil er durch das Erbrechen dehydriert war. In Windeseile packte sie ihn auf die Rückbank ihres Pkw, rief ihrem Mann zu: »Marco, schnell! Wir müssen in die Notaufnahme!«, und ließ bereits den Motor an, als ihr Ehemann verwirrt in die Einfahrt stolperte und die Beifahrertür aufriss. »Setz dich hinten rein und pass auf ihn auf«, herrschte sie Marco an.

Ununterbrochen redete Manuela im Auto auf ihr Kind ein, damit der vor sich hindämmernde Junge nicht ganz wegtrat. Ihr Herz raste ebenso schnell wie sie selbst einige Minuten später über den Krankenhausparkplatz in die Notaufnahme. Ihr Mann hielt sich mit Vincent auf dem Arm direkt hinter ihr. Sie meldeten sich an der Aufnahme, beschrieben kurz die Sachlage und wurden dann gebeten, im Wartebereich Platz zu nehmen. Nach endlosen Minuten des Wartens wurden sie in eines der Behandlungszimmer geführt.

Die Ärzte versuchten, Vincent Blut abzunehmen, aber der war so ausgetrocknet, dass das nicht richtig gelang. Auf manche Fragen der Ärzte antwortete der Junge klar, er wusste, auf welche Schule er ging, wie seine Lehrerin hieß – und dann erzählte er wieder irgendeinen Quatsch, der überhaupt keinen Sinn ergab. »Ich habe Bauchweh«, jammerte der Junge immer wieder. Also wurde ein Ultraschall gemacht. Irgendwann lag Vincent schließlich in einem Bett in der Notaufnahme, Manuela neben ihm, auf die Untersuchungsergebnisse wartend. Da flüsterte Vincent auf einmal: »Mama, Mama, komm mal mit.« Sie drückte sanft seine kleine Hand und fragte: »Wo wollen wir denn hin?« Und als er antwortete: »Na, nach da vorn. Wo es so schön hell und weiß ist«, da musste sich Manuela kurz auf den Fußboden legen und die Beine hochnehmen. Berichte von Nahtoderfahrungen kannte sie aus dem Fernsehen, von Erwachsenen. Aber so was passierte doch nicht ihrem siebenjährigen Sohn! Der Schock fuhr ihr durch Mark und Bein.

Der Kinderarzt stürmte herein, alarmiert vom Monitoring, an das Vincent angeschlossen war, der nun von einem goldenen Tor erzählte, das aber zu war. Der Mann schwitzte, als er mit Vincent noch einmal einen Ultraschall machte, das Wasser tropfte regelrecht von seiner Stirn auf das Kind, wie Manuela mit steigender Panik bemerkte. Das war kein gutes Zeichen. Wenig später stand fest: Mit Vincents Herz stimmte etwas nicht.

Der Junge musste sofort in die nächste Kinderherzklinik. Die war in Leipzig. Ein Helikopter wurde angefordert. Doch der kam nicht. Schlechtwetterwarnung. Also verfrachtete das Krankenhausteam das Kind in den Rettungswagen und raste los. 70 Kilometer, die auf einmal viel zu weit erschienen. Manuela und Marco fuhren, taub und wie in Watte gehüllt, heim nach Hartmannsdorf, wo sie eine Tasche mit Wasch- und Schlafsachen sowie ein paar Wechselklamotten packten, Vincents Lieblingskuscheltier, einen blauen Plüschhai mit weißem Bauch, obenauf legten und sich dann ebenfalls nach Leipzig aufmachten. Jannis würde erst mal bei den Großeltern bleiben.

*

Als die beiden ins Zimmer ihres Sohnes kamen, fanden sie ihn fixiert vor. Er hatte sich so sehr gewehrt, als ihm die Kanülen und Kabel für das EKG, die Sauerstoffsättigung, die Messsonde für Gehirn und Körper sowie das andere Monitoring angelegt werden sollten, dass dem medizinischen Team nichts anderes übrig geblieben war. Ihren Sohn so zu sehen war für die Eltern kaum zu ertragen. Aber anders hätten wir ihm nicht helfen können. Vincents Zustand war instabil, wir stellten ihn mit einem leichten Mittel ruhig, damit sich sein Organismus etwas erholen konnte. Seine Eltern hatten inzwischen ein Apartment auf dem Klinikgelände bezogen. Spätnachts legten sie sich hin, um wenigstens ein paar Stunden Schlaf zu bekommen. Sie mussten einigermaßen aufnahmefähig sein, wenn sie den Ausführungen der Ärzte folgen wollten, die für den späten Vormittag ein Gespräch angesetzt hatten. Hoffentlich mit klaren Ergebnissen und einem Plan, wie sie ihrem Sohn helfen konnten. Morgens um sechs riss das schrille Klingeln von Marcos Handy das Paar aus dem unruhigen Schlaf: Vincents Zustand hatte sich rasend schnell verschlechtert. So sehr, dass wir ihn hatten reanimieren und anschließend ins Koma versetzen müssen, um weitere Komplikationen zu verhindern. Im künstlichen Schlaf sinkt der Stoffwechsel des Gehirns, sodass (weitere) Schäden verringert werden können; Krampfanfälle lassen sich verhindern oder besser kontrollieren, und das Kind hat keine Stressbelastung durch Katheter, Drainagen und Beatmungsschlauch, die den Organismus schwächen würde.

Der kleine Junge war in einem lebensgefährlichen Zustand. Doch den Horror, den seine Eltern erlebten, behielten sie fest in sich verschlossen. Obwohl ihr Junge nun tief schlief und mutmaßlich nichts mitbekam, wollten sie ihn nicht spüren lassen, dass sie wankten. Sie wollten stark für ihn sein.

Mittlerweile wussten wir, dass Vincent eine akute Herzmuskelentzündung hatte, eine Myokarditis. Die entsteht, wenn ein Virus den Herzmuskel besiedelt und das Immunsystem beim Versuch, ihn zu zerstören, auch den Herzmuskel kaputt macht. Das Herz des kleinen Jungen erweiterte sich dadurch stark. Wegen der Schwellung konnte es nicht mehr ausreichend pumpen. Genau wie ein Wasserball, den man umso schlechter zusammendrücken kann, je praller er aufgeblasen ist; und in der vergangenen Nacht hatte sein Herz dann versagt. Vincent hatte Fieber bekommen, sein Kreislauf war mehrmals zusammengebrochen, einer dieser Zusammenbrüche hätte fast tödlich geendet. Als eine Kollegin mit den Eltern sprach und sie darauf vorbereitete, dass ihr Sohn diese Erkrankung vielleicht nicht überleben würde, brach Manuela zusammen. Sie knickte wortwörtlich ein, sank auf die Knie und weinte bitterlich. Eine nur allzu verständliche Reaktion und mit ein Grund, warum ich immer alle Möglichkeiten ausschöpfe, um ein krankes Kind zu retten. Ich bin selbst Vater und würde das von meinen Kolleginnen und Kollegen ebenfalls erwarten, wäre ich an Stelle der Eltern.

In Vincents Fall bedeutete »alle Möglichkeiten« im ersten Schritt, ihn an die ECMO anzuschließen, eine Maschine außerhalb des Körpers, die Sauerstoff in das Blut von Patienten mit Lungenerkrankungen, Lungen- oder Herzversagen leitet und vorübergehend die funktionseingeschränkten oder ausgefallenen eigenen Organe, Herz und Lunge, unterstützt beziehungsweise temporär ersetzt. Über eine Kanüle in der Vene wird das Blut auf Leistenhöhe ausgeleitet, zu einem Kästchen, dem Oxygenator, gepumpt und mit Sauerstoff angereichert. Nach Bedarf wird das Blut gekühlt oder erwärmt und über eine weitere Kanüle über eine Vene oder Arterie – je nach Behandlungsgrund – zurück in den körpereigenen Blutkreislauf geführt.

Mit diesem System muss jedoch die Blutgerinnung gehemmt werden, über die Kanülen dringen leichter Keime in den Organismus ein und in den künstlichen Oberflächen der Schläuche und Pumpen können sich Bakterien und Pilze anlagern; zudem haben Patienten mit ECMO ohnehin ein geschwächtes Immunsystem. Darum sollte die Maschine aufgrund der Infektionsgefahr und Blutungskomplikationen nur eine bis maximal vier Wochen eingesetzt werden. Bei Vincent zeichnete sich jedoch ab, dass sich sein Herz nicht mehr erholen würde. Deshalb entschied ich, ein biventrikuläres Kunstherz einzusetzen, das außerhalb des Körpers getragen wird, um (Lebens-)Zeit für ihn zu gewinnen.

Das externe Herz stammte von Berlin Heart Excor, war ein sogenanntes linksventrikuläres Unterstützungssystem (LVAD) und damals, Anfang der 2000er-Jahre, ein Konstrukt, das im direkten Vergleich zum schmächtigen Körper des Siebenjährigen geradezu gewaltig aussah. Da bei Vincent nicht nur, wie in den meisten Myokarditisfällen, eine Herzhälfte betroffen war – meist ist es die linke –, sondern gleich beide, würden wir zwei künstliche Herzen einsetzen müssen. Das bedeutete, dass vier fingerbreite Schläuche, die aus seiner Brust ragten, zu zwei dicken Kanülen zusammenliefen, die wiederum an einer Maschine, der Antriebseinheit, angeschlossen waren, die fast so groß war wie der Junge selbst und die er auf einem Wagen hinter sich herziehen musste, wann immer er ein paar Schritte gehen wollte. Dieses System sollte sowohl die Pumpfunktion der linken als auch der rechten Herzkammer ersetzen und die Zeit überbrücken, bis ein Spenderherz verfügbar war. Das konnte durchaus eineinhalb bis zwei Jahre dauern – wenn es gut lief.

Da ich noch nie ein solches Kunstherz implantiert hatte, Vincent aber zu instabil war, um ihn nach Berlin oder anderswohin zu verlegen, wo sie Erfahrung damit hatten, schaute ich mir vor dem Eingriff Onlineanimationen und Tutorials an. Am Tag der Operation waren zwei erfahrene Mitarbeiter der Herstellerfirma mit im Saal, beobachteten jeden Handgriff, berieten mich und leiteten mich an. Drei Tage nachdem wir den Kleinen an die ECMO angeschlossen hatten, war das Kunstherz im Zuge einer dreistündigen Operation implantiert – und dann begann für Vincent und seine Eltern eine lange Wartezeit. Wochen, Monate, in denen der Junge nicht nach Hause durfte und nicht viel mehr machen konnte, als im Bett zu liegen und fernzusehen. Zum einen weil er sehr schwach war. Zum anderen weil der Akku der Antriebseinheit eine so kurze Laufzeit hatte, dass Vincent damit gerade einmal für eine knappe Viertelstunde ins Spielzimmer auf der nahe gelegenen Kinderstation gehen konnte, bevor die Einheit wieder an den Strom angeschlossen werden musste. Nach 30 Minuten war damals die Hälfte der gespeicherten Energie in der Batterie aufgebraucht.

Immer wieder waren Eingriffe nötig: Umbau und Austausch einzelner Pumpkammern, wenn diese nicht mehr richtig funktionierten oder sich Blutgerinnsel bildeten. Reparaturen an beschädigten oder undicht gewordenen Kanülen, also den Schläuchen, die das Kunstherz mit dem Körper verbanden. Wir mussten eine der Kammern austauschen, als sich gefährliche Blutgerinnsel bildeten, die zu einem Schlaganfall hätten führen können.

All diese Operationen waren technisch aufwendig, da das Kunstherz fest mit dem Körper verbunden war und die Eingriffe oft unter laufender Kreislaufunterstützung stattfinden mussten.

Immerhin durfte Vincent nach ungefähr einem halben Jahr von der Intensiv- auf die Normalstation umziehen. Seine Mutter, die erst krankgeschrieben und schließlich von ihrem Arbeitgeber freigestellt worden war, zog mit ihrem Sohn in ein Zimmer dort. Am Wochenende kam meist Besuch: Papa, Bruder, Oma, Opa, Freunde und Klassenkameraden. Wir vom Kollegium beantragten bei der Klinikleitung, Außensteckdosen zu installieren, an einer Bank oder in der Nähe von einem Café, damit der Junge auch mal länger als zehn Minuten an die frische Luft konnte. Mit »Zwischenladen« konnte er zumindest eine Stunde lang draußen sein. Seinen achten Geburtstag feierte Vincent auf Station, es gab Kuchen und ein Puppentheater und er durfte seine Freunde einladen. Ein wenig Normalität in einer für ein Kind nicht sehr normalen Situation.

*

Im Oktober 2010, 17 Monate nachdem Vincent zu uns nach Leipzig gekommen war, erhielten wir schließlich die erlösende Nachricht: Ein Spenderherz war verfügbar. Der Junge wurde sofort in den OP gebracht. Die Operation war kompliziert, ich rechnete mit zwölf Stunden oder mehr, weil sich durch die lange Tragedauer des Kunstherzens viele Verwachsungen im Brustkorb gebildet hatten. Dadurch musste ich sehr vorsichtig vorgehen, um keine Strukturen zu beschädigen – denn sie waren durch die Vernarbungen weniger flexibel. Manchmal verliefen sie auch so, dass ich Organteile nicht sehen oder bewegen konnte, die bei einem glatten Gewebe sehr wohl sichtbar und beweglich gewesen wären. Hier musste ich extrem flexibel agieren.

Der Großteil des alten, kranken Herzens sowie das Kunstherzsystem wurden entfernt, und das Spenderherz wurde eingesetzt. Ich verband die großen Blutgefäße, die Aorta, die Lungenarterie sowie die obere und untere Hohlvene und die Vorhöfe, die als Rest erhalten bleiben, sorgfältig mit dem neuen Herz. Wie genau eine solche Transplantation abläuft, erkläre ich im nächsten Kapitel ausführlicher. Dann kam der alles entscheidende Moment: Würde das Spenderherz nach Wiederaufnahme des Blutflusses zu schlagen beginnen?

Als ich um halb ein Uhr nachts zu den Eltern ins Zimmer ging, um sie über das Ende der Transplantation zu informieren, sahen sie mich an, als rechneten sie mit dem Schlimmsten. »Ich wollte Sie nur informieren«, begann ich, »dass das neue Herz schlägt.« Beide brachen in Tränen aus. Die Anspannung, die Angst und Überforderung der vergangenen Monate entlud sich in einer unendlichen Erleichterung. Ihr Sohn hatte eine zweite Chance bekommen. Als sie am nächsten Morgen zu ihm durften, war die Maschine weg, nur noch ein paar Infusionen ragten aus seinen Armen. Fast sah er wieder aus wie der Junge, der vor jenem verhängnisvollen Sonntag eine Woche vor den Sommerferien durch ihren Garten getobt war.

*

Kurz vor seinem neunten Geburtstag konnte Vincent mit seinen Eltern nach Hause. Er wiederholte die erste Klasse, draußen musste er noch einen Mundschutz tragen, da er Medikamente bekam, die sein Immunsystem unterdrückten. Sie sollten verhindern, dass sein Körper das Spenderherz abstößt. Die Abwehrkräfte von Kindern sind sehr aggressiv, sie wollen das entstehende Leben schützen und greifen alles an, was nicht eindeutig ins System gehört.

Bis zur siebten Klasse durfte Vincent nur sehr reduziert am Sportunterricht teilnehmen und bekam keine Noten. Vielleicht war Sport deshalb sein Lieblingsfach, wie er heute verrät. Schnell lernte er, wo seine Grenzen liegen. »Aber ich habe trotzdem immer mal wieder probiert, ein bisschen darüber hinauszuwachsen«, erzählt der mittlerweile 24-Jährige, der von Anfang an offen mit seinem »Bonusherz« umging und Fragen von Freunden und Klassenkameraden dazu geduldig beantwortete, soweit er das konnte. Einmal zog er in der Klasse sogar T-Shirt und Unterhemd aus, damit alle, die gucken wollten, seine riesigen Narben im Brust- und Bauchbereich sehen konnten – und sich weitere Fragen erledigten. Einer seiner Freunde forderte die anderen danach sogar auf, nicht immer so blöd zu gucken. Sie wüssten doch jetzt, was los war. Er gehörte dazu.

In den Jahren nach der Transplantation verlief der Herzbefund überwiegend stabil. Wir machten regelmäßige Herzkatheteruntersuchungen unter Röntgendurchleuchtung, bei denen wir einen dünnen Katheter über Vincents Leiste nach oben zum Herz schoben und mit einer kleinen Zange, die sich an der Spitze des Katheters befand, Gewebeproben entnahmen, um Abstoßungsreaktionen frühzeitig zu erkennen. Dann bilden sich nämlich feinste Veränderungen in den Herzmuskelzellen, die nur unter dem Mikroskop nachzuweisen sind.

Bis auf eine minimale Abstoßungsreaktion in der Grundschulzeit zeigten sich aber keine weiteren Anzeichen, dass der Körper das Herz loswerden wollte, oder die einer sogenannten Transplantatvaskulopathie. Das ist eine Verengung der Herzkranzgefäße, die entsteht, weil sich die Gefäßinnenwand verdickt. Das kann zum Beispiel durch immunsystemunterdrückende Medikamente passieren oder weil Abwehrzellen und Antikörper im Zuge einer Abstoßungsreaktion die Gefäßinnenwände angreifen.

Die Herzfunktion war in den Ultraschallkontrollen, die wir auch regelmäßig durchführten, ebenfalls gut. Nur die rechte Herzkammer zeigte zeitweise eine leichte Schwäche, die Vincent aber nicht merklich einschränkte. Heute arbeitet der junge Mann als Schreiner, baut massive Holzmöbel, arbeitet körperlich vergleichsweise hart – und hatte in all den Jahren nicht mehr als einen Handgelenksbruch von einem Mopedunfall und eine Mandelentzündung. Er kommt hervorragend mit seinem neuen Herz zurecht. Und das goldene Tor, das er damals gesehen hat, bleibt für ihn hoffentlich noch sehr lange verschlossen.

Kleines Herz, große Sorgen – Helenas Fall

Ein paar Jahre können in der Medizin einen riesengroßen Unterschied bedeuten, was die Technologie angeht. Ärzte, Wissenschaftler, Hersteller und Spezialisten lernen dazu. Es entstehen neue Produktionsmöglichkeiten, Operationstechniken und Materialien – und mit ihnen vergrößern sich die Chancen auch für die jüngsten Patienten. Dieser Fortschritt beginnt teils intern, in den Kliniken. Als ich in Leipzig anfing, hatte ich einen Kollegen, Klaus Krämer. Er war Perfusionist, auf Deutsch Kardiotechniker, und überwachte die Herz-Lungen-Maschinen sowie die kreislaufunterstützenden Systeme während der herzchirurgischen Eingriffe. Er war von Anfang an dabei, seit in den 90ern die Kinderherzchirurgie in Leipzig aufgebaut wurde. Schon damals war er engagiert, wohnte auf dem Gelände, arbeitete bis spät in die Nacht und tüftelte, wie sich die Geräte besser, kindgerechter machen ließen.

Sein Beruf ist hoch spezialisiert, unter anderem verfügt Krämer über sehr umfangreiches Wissen in Medizintechnik. Schließlich musste er die Maschinen, die er bediente, korrigieren und notfalls reparieren können. Über die Jahre hat er viel geforscht und mittlerweile einige Arbeiten zum Thema Perfusion veröffentlicht. Als ich in Leipzig antrat, selbst mit dem Kopf voller Ideen, wie sich die technische Unterstützung für die Kleinsten in der Kinderherzchirurgie verbessern ließe, traf ich bei ihm auf offene Ohren. Dank Klaus Krämer und seiner großen Expertise haben wir die Herz-Lungen-Maschine so modifiziert, dass sie deutlich besser für Kinder funktionierte. Unter anderem gelang dies, indem wir das Priming anpassten. Das ist das Füllvolumen der Flüssigkeit, mit der eine Herz-Lungen-Maschine vor einer Operation gefüllt wird. Ohne gründliche Änderungen der Primingmenge und -zusammensetzung hätte die Herz-Lungen-Maschine eine bedeutsame Belastung mit mehr Komplikationen und folglich längerem Aufenthalt für die kleinen Patienten bedeutet.

Wir schafften es, ohne kristalline Lösung zu arbeiten. Diese klare, salzhaltige Flüssigkeit funktioniert bei Erwachsenen gut, wenn es darum geht, das durch die OP verringerte Blutvolumen aufzufüllen und zu stabilisieren oder die Herz-Lungen-Maschine zu primen. Bei Neugeborenen und kleinen Kindern mit ohnehin geringem Blutvolumen verdünnt sich das Blut aber zu stark, Blutgerinnung und Sauerstofftransport leiden. Indem wir die kristalline Lösung überflüssig machten, reduzierten wir einen wichtigen Risikofaktor.

Wir verkleinerten die gesamte Maschine, um sie besser auf die geringeren Körpermaße unserer Patienten und deren winzige Organe abzustimmen. Das bedeutete auch für mich eine Umstellung in meinen Abläufen, da kleinere Geräte näher an den Tisch rücken und ich weniger Platz zum Arbeiten hatte. Aber das war ein geringes Opfer dafür, dass die Maschine deutlich zuverlässiger für die Kinder funktionierte.

Über drei oder vier Jahre hinweg verbesserten und veränderten Klaus Krämer und ich unsere Ausrüstung, wo wir nur konnten: Wir nahmen kleinere Kanülen, damit im geöffneten Körper mehr Platz blieb, lagerten Pumpen aus, verbesserten den Zufluss in die Herz-Lungen-Maschine, um sie ohne große Schwankungen nutzen zu können und nach dem Eingriff überflüssiges Wasser schneller abzuleiten. Durch Letzteres, die kürzere Zeit, die man das Kind mit der Herz-Lungen-Maschine belastet, verringert sich auch das Risiko von Komplikationen. Die Überwässerung der Lunge, die zu postoperativen Lungenentzündungen beitragen könnte, reduziert sich und das Kind kann besser und oft kürzer künstlich beatmet werden. Wir schrieben Materialgrößen, Kennzahlen und Körpermaße sowie -gewicht der Kinder akribisch auf, um Metriken zu erstellen, die uns das optimale technische Set-up für den jeweiligen Patienten aufzeigten. Schritt für Schritt näherten wir uns dem, was wir für das zur jeweiligen Zeit Optimale für die kleinen Jungen und Mädchen erachteten.

Auch bei den Herstellern tat sich einiges. Unter anderem im Hinblick auf Kunstherzen für Kinder. Seit meiner ersten solchen Transplantation Anfang der 2000er beim siebenjährigen Vincent waren diese Apparaturen merklich geschrumpft. Allein die gigantische Antriebseinheit, die Vincent auf einem Wägelchen hinter sich herzog, war um das Jahr 2013 herum nur noch ein Zehntel so groß. Die Kanülen des Kunstherzens waren filigraner geworden. Die Pumparbeit übernahm eine Art Ventil mit Pumpe aus Metall und Silastik, einem flexiblen, beständigen und biologisch gut verträglichen Silikonkautschuk. Ein Schlauch zog sich seitlich am Herz entlang, als trüge es ein Headset, und verschwand im Aortenbogen. Der andere steckte unten in der Herzspitze. Ventricular Assist Device (VAD) heißen solche Systeme, die Herz und Kreislauf mechanisch unterstützen. Der Eingriff war Routine geworden, auch für mich. Davon sollten einige Kinder profitieren, unter anderem die kleine Helena. Bis dahin vergingen aber noch einige Jahre – in denen das Mädchen eine lange Krankengeschichte mit mehreren Herzoperationen durchmachte.

*

»Kann es sein, dass meine Blutdrucktabletten das verursacht haben?«, fragte mich Nina Borchers besorgt. Die junge Frau hatte vor zwei Jahren eine Fehlgeburt gehabt und war überglücklich gewesen, als sie erneut schwanger geworden war. Penibel hatte sie darauf geachtet, was sie aß. Hatte Alkohol konsequent gemieden, Nikotin sowieso, und sich nicht einmal in Räumen aufgehalten, in denen irgendwann vorher einmal geraucht worden war. Sie ging gewissenhaft zu den Vorsorgeuntersuchungen, die allesamt unauffällig gewesen waren. Ihr Verhalten war wie aus dem Lehrbuch für werdende Mütter. Dass bei ihrer kleinen Helena nun gleich bei der ersten Kontrolle nach der Geburt ein Problem am Herz festgestellt worden war, konnte sie sich nur mit dem einzigen vermeintlichen Fehler erklären, den sie gemacht haben könnte: ebenjenen Blutdrucktabletten, den Medikamenten, die Nina als Bluthochdruckpatientin einnehmen musste.

Doch die hatten nichts damit zu tun, dass das Mädchen mit einer sehr seltenen und schweren Herzfehlbildung geboren worden war. Diesbezüglich konnte ich Nina umgehend und guten Gewissens beruhigen. Fehlbildungen wie die von Helena, ein *Truncus arteriosus communis*, sind meist ein unglücklicher Zufall, eine Laune der Natur. Bei diesem Phänomen, das nur 0,5 bis 0,8 Prozent der angeborenen Herzfehler ausmacht, entspringt nicht die Aorta dem linken und die Pulmonalarterie dem rechten Herzteil. Es gibt vielmehr nur eine einzige große, mittig sitzende Schlagader mit einer Herzklappe, die sich dann in Körper- und Lungenschlagader aufteilt. Durch diesen gemeinsamen Kanal vermischen sich sauerstoffarmes und sauerstoffreiches Blut im Körperkreislauf, was die Sauerstoffsättigung verringert – blau gefärbte Lippen und Nagelbetten sind ein typisches Anzeichen dafür, das auch bei Helena zu beobachten war.

Außerdem hatte das Mädchen ein Loch zwischen den beiden Herzkammern – einen Ventrikelseptumdefekt – sowie ein Loch im Vorhofseptum, der Trennwand zwischen den Herzvorhöfen, und eine Aortenklappenfehlbildung der Klappe der großen gemeinsamen Schlagader. Diese Kombination kommt in

Zusammenhang mit einem *Truncus arteriosus communis* häufig vor und die vielen Fehler belasteten Helenas winziges Herz nicht nur – sie überforderten es hoffnungslos. Die Kleine schwitze stark und atmete schwer. Sie kämpfte sichtlich. Als wäre das nicht schon genug, war das Mädchen auch ohne Pulmonalklappe auf die Welt gekommen.

Bereits im Alter von vier Wochen war deshalb eine erste große Operation nötig: eine Totalkorrektur, bei der ich das Loch in der Herzscheidewand mit einem Perikardpatch verschloss, die Gefäße trennte und eine künstliche Verbindung, eine biologische Prothese mit Klappe, zu den zentralen Ästen der Lungenschlagader einsetzte und so eine Verbindung zwischen der rechten Pumpkammer und der Lungenschlagader herstellte. Dabei muss ich sehr genau auf die richtige Länge und den passenden Winkel achten, damit der Blutfluss möglichst gleichmäßig und ohne Verwirbelungen verläuft. Ist die Prothese mit Klappe korrekt eingenäht, übernimmt sie die Aufgabe der fehlenden oder geschädigten Verbindung. Es handelt sich nicht um eine klassische Klappe, wie man sie beispielsweise von einem Briefkasten kennt. Sie ist vielmehr ein Ring mit drei symmetrischen Taschen, der kreisförmig schließt und öffnet – wie ein Portal, durch das die Protagonisten in Science-Fiction-Filmen in die Zukunft gelangen.

Die Operation verlief zunächst gut, wir ließen Helenas Brustbein aber vorübergehend offen, als das Mädchen schon auf der Kinderintensivstation lag. Auf der Öffnung in ihrem Brustkorb lag eine sterile Abdeckung, die verhindern sollte, dass Keime oder Viren eindringen und eine Infektion auslösen.

Das klingt martialisch – und sieht auch so aus –, ist aber sinnvoll. Denn nach einem solchen Eingriff schwellen Herz und Lunge an, da sich unter anderem das manipulierte Gewebe »entzündet« und Flüssigkeit einlagert. Es bilden sich sogenannte Ödeme. Ist das Herz nach oben nicht durch das knöcherne Brustbein begrenzt, hat es mehr Platz, um sich zu regenerieren. Die Öffnung ist also eine Art Infinity-Überlaufbecken für die sich vergrößernden Organe.

*

Das kleine Mädchen erholte sich gut, allerdings war klar, dass es nach einiger Zeit noch einmal operiert werden müsste. Helenas Aortenklappe war nicht sehr stabil. Im Zuge der ersten Operation hatten wir das nicht korrigieren können. Aus zwei Gründen: Das Kind war noch sehr klein. Je mehr Zeit es bekäme, um zu wachsen und kräftiger zu werden, desto risikoärmer würde der nächste Eingriff sein. Die Organe sind dann ausgereifter, der Körperbau und das Immunsystem etwas stabiler. Außerdem gab es kein passendes »Ersatzteil« für die kaputte Klappe. Eine mechanische wäre für das nicht einmal vier Kilogramm schwere und 50 Zentimeter kleine Wesen zu groß gewesen. So kleine »Kindergrößen« gab es in der Abteilung für künstliche Klappen nicht.

Normalerweise hätten wir die Pulmonalklappe herausgetrennt und zur neuen Aortenklappe umgebaut. Ross-Operation heißt dieses Vorgehen, nach dem britischen Chirurgen, der sie in den 60er-Jahren erstmals durchgeführt hat. Die biologische Klappe als nächste Möglichkeit ist für kleine Kinder langfristig nicht geeignet, denn sie degeneriert sehr schnell und verkalkt, was die nächste Operation sehr erschwert. Als Lungenklappe, die weniger Druck standhalten muss, hätten wir eine Prothese mit Klappe eingesetzt, ein Gefäß von einem Kalb. Die haben wir in verschiedenen Größen immer auf Lager, sie sind aber nicht so stabil wie die körpereigenen und wachsen nicht mit. Da Helena jedoch gar keine eigene Pulmonalklappe hatte, fiel diese Option aus. Wir mussten warten und hoffen, dass ihr wackeliges System durchhielt und uns möglichst viel Zeit verschaffte.

Einige Jahre ging das gut. Unter den Argusaugen ihrer Eltern, die auf jedes kleinste Signal achteten – heftiges Atmen, ein schneller Puls, blaue Lippen –, kam Helena in den Kindergarten, wurde eingeschult und wuchs zu einem hilfsbereiten Mädchen heran, das beim Spaziergang mit Mama Nina und Papa Fred fröhlich sämtliche Leute grüßte, die ihnen entgegenkamen. Das war ihr Leben, sie kannte es nur mit etwas angezogener Handbremse. An die Zeit mit offenem Brustkorb erinnerte sie sich nicht. Die Narbe, die von der Operation geblieben war, war der einzige Hinweis darauf, dass ihr Start in die Welt etwas anders verlaufen war als der ihrer Kindergartenfreunde. Dass ihr Leben jederzeit wieder eine drastische Wendung nehmen könnte, war Nina und Fred klar. Im November 2020, als die Coronapandemie das Land gerade fest im Würgegriff hatte, war es so weit.

*

Helena war fast acht Jahre alt und vor etwa einem Vierteljahr in die zweite Klasse gekommen, da zeigte sich bei einer Kontrolluntersuchung, dass die Aortenklappe undicht geworden war – und zwar extrem: Hochgradige Aortenklappeninsuffizienz lautet der Fachbegriff dafür, und er beschreibt das Problem, wenn die Klappe nicht mehr richtig schließt, sodass Blut in die linke Herzkammer zurückfließt. Außerdem war das eingesetzte Konduit auf der anderen Herzseite leicht verengt. Wir würden handeln müssen, aber damit hatten wir und Helenas Eltern gerechnet. Das Mädchen war inzwischen groß genug für eine mechanische Klappe.

Was wir nicht geahnt hatten, war die ungewöhnliche Anomalie der Herzkranzgefäße, die ich im Zuge der zweiten Operation entdeckte. Sie hatte nur ein Ostium, nur einen Abgang, der sich in zwei Stämme aufteilte: die rechte und linke Kranzarterie. Man spricht hier von einem Monokoronarostium. Üblich sind zwei separate Stämme mit separaten Abgängen. Diese Anomalie war der Grund, warum ich die Klappe nicht komplett ersetzen konnte. Würde ich es versuchen, müsste ich diese eine gemeinsame Öffnung samt aller abgehenden Gefäße neu in die künstliche Klappe einarbeiten und sicher anschließen. Das ist technisch höchst riskant: Schon kleinste Fehlpositionen oder Knicke können die Blutversorgung des Herzmuskels blockieren – mit sofort lebensbedrohlichen Folgen.

Es war mir deshalb lediglich möglich, die Klappe umzuformen, sie zu bikuspidalisieren, damit sie zumindest etwas besser schloss. Das gelang gut, der Kreislauf des Mädchens setzte nach dem Abschalten der Herz-Lungen-Maschine stabil ein, und wir wollten Helena gerade auf die Kinderintensivstation fahren, als der linke Ventrikel versagte – die kegelförmige Herzkammer, die maßgeblich dafür ist, dass der Körper mit sauerstoffreichem Blut versorgt wird, und auf der die frisch abgedichtete Aortenklappe saß. Helenas Herz blieb stehen. Sofort begannen wir mit der Wiederbelebung, schlossen sie erneut an die Herz-Lungen-Maschine und an die ECMO an. Damit gelang es uns, Helena zurückzuholen und zu stabilisieren. Für Nina und Fred Borchers blieb die Zeit stehen. Es war, als bewegten sie sich in einem zähen Gelee, das alles verlangsamte und Informationen nur gedämpft zu ihnen durchdringen ließ.

Da war die Ungewissheit, was mit ihrer Tochter passieren würde – und die Belastung, mit der Situation allein zu sein, da die Familie wegen der coronabedingten Reisebeschränkungen nicht nach Leipzig kommen durfte. Der Zustand des kleinen

Mädchens wurde nicht stabiler, im Gegenteil: Nur drei Tage nachdem wir Helena erfolgreich reanimiert hatten, musste ich sie ein weiteres Mal operieren, da die Aortenklappe wieder stark undicht geworden war und das Herz sehr schwach pumpte. Dieses Mal setzte ich eine künstliche Herzklappe aus Metall ein. Trotzdem erholte sich das Herz nicht ausreichend, sodass die ECMO weiterhin nötig war. Immer wieder versuchten wir, die Maschine zurückzufahren, testeten, ob und inwieweit Helenas Herz die Arbeit wieder aufnehmen konnte. Zunächst erfolglos.

Nach einigen Tagen kamen wir zumindest einen Schritt weiter: Die Funktion der linken Herzkammer verbesserte sich so weit, dass wir die ECMO vorübergehend entfernen und das Brustbein, das wegen der Anschlüsse der Maschine an die menschlichen Gefäße offen geblieben war, wieder schließen konnten. Ein kurzes Aufatmen für die Eltern, eine kurze Verschnaufpause für mein Team und mich. Weiterhin Schwerstarbeit für Helena und ihr Herz-Kreislauf-System.

Der Verlauf blieb kompliziert: Eineinhalb Wochen nachdem wir die Maschine entfernt hatten, versagte die Lunge akut. Wir mussten Helena über ihre Halsgefäße an die ECMO anschließen. Die Halsgefäße sind – anders als die tief liegenden großen Körperschlagadern – gut und ohne große Operation zugänglich. Wir haben über sie direkten Zugang zum Kreislauf und die ECMO liegt nicht im Operationsgebiet, sollten wir kurzfristig eingreifen müssen. Außerdem können wir so die Herzgefäße schonen oder, wenn nötig, dort weitere Unterstützung anschließen. Hilfe, die Helenas Herz brauchen sollte. In den folgenden Wochen versagte ihre Lunge immer wieder. Bald war außerdem klar, dass die linke Herzkammer dauerhaft zu schwach war und keine Aussicht auf Erholung bestand. Deshalb entschieden wir uns, ein linksventrikuläres Unterstützungssystem (LVAD) einzusetzen und im Zuge dieses riskanten Eingriffs zusätzlich die mechanische Klappe durch eine biologische zu ersetzen. Wir hofften, dass Helenas Körper damit besser zurechtkäme. Zunächst sah es so aus, als mache das System des kleinen Mädchens mit: Nach einer Weile konnten wir die ECMO endgültig entfernen. Helena hatte nun eine biologische Aortenklappe und eine Herzpumpe, die das linke Herz dauerhaft unterstützte.

Doch die vielen Zusammenbrüche hatten ihren Tribut gefordert: Das ehemalige Grundschulkind, das einst rennen, schreiben und rechnen konnte, musste alles neu lernen: Sprechen, Laufen, Lesen ... Das war hart. Doch Helena kämpfte sich tapfer zurück, auch wenn ihr Frust zeitweise enorm gewesen sein musste. Vor wenigen Monaten hatte sie Buchstaben und Zahlen in ihre Schulhefte geschrieben und mit ihren Freunden auf dem Schulhof getobt, zunächst war alles auf Anfang zurückgesetzt. Sie war ein acht Jahre altes Baby. Aber sie lebte. Zumindest einen Wimpernschlag lang sah es so aus, als könne das Mädchen langsam zurückkehren in ein Leben außerhalb der Klinikmauern. Doch über die Zeit entwickelte Helena eine schwere Herzschwäche, ein Herzversagen mit massiver Herzerweiterung. Sie brauchte ein Spenderherz.

*

Die erste Chance verpasste sie, da sie an dem Tag, an dem das Herz verfügbar war, krank wurde und nicht operiert werden konnte. Eineinhalb Jahre später klappte es dann. Diese letzte, sehr schwierige Operation war eine hochkomplexe Teamleistung. Anästhesisten, Kardiotechniker, Assistenten, Springer, Instrumentation (zuständig fürs Anreichen der Scheren, Klemmen, Pinzetten oder Skalpelle) sowie ich als Operateur müssen bei solchen Eingriffen reibungslos, schnell und fehlerfrei zusammenarbeiten. Und selbst wenn wir alles perfekt machen, besteht noch immer die Gefahr, dass der Körper das fremde Organ nicht annimmt. Ich öffnete den Brustkorb durch einen geraden Schnitt durch das Brustbein, bereitete die großen Gefäße für die Herz-Lungen-Maschine vor und schloss diese an. Das Spenderherz war kurz vor Operationsbeginn eingetroffen. Am Entnahmeort hatten die Kollegen es mit kalter Schutzlösung stillgelegt und gekühlt transportiert, um die Zeit ohne Blutversorgung, die Ischämiezeit, so kurz und schonend wie möglich zu halten. Vor dem Einsetzen reinigten wir das Spenderherz auf dem Instrumententisch und prüften, ob wir es an Helenas Anatomie anpassen und zum Beispiel überschüssiges Gewebe entfernen mussten. Diese Phase ist zeitkritisch: je kürzer die Transport- und Wartezeit, desto besser die Aussichten für das Transplantat.

Dann entfernte ich das kranke Herz des Kindes, Kardiotomie heißt dieser Vorgang. Dazu trenne ich die großen Gefäße – Aorta, Lungenarterie sowie obere und untere Hohlvene – ab und belasse die Vorhofanteile so, dass später passgenaue Nähte möglich sind. Ich lasse, wenn man so will, einen Sockel aus altem Herz für das neue Herz stehen. Bei Kindern mit angeborenen Herzfehlern kann dieser Schritt besonders aufwendig sein, weil Vernarbungen oder Verwachsungen früherer Operationen oder ungewöhnliche Gefäßverläufe Rekonstruktionen notwendig machen. Ziel ist, stabile »Anschlussränder« zu schaffen, an die ich das Spenderherz annähen kann. Das mache ich mittels der bikavalen Technik, bei der ich zunächst den linken hinteren Vorhofrand vernähe, dann die Verbindung zur oberen und unteren Hohlvene herstelle, mir danach den linken Vorhof vornehme und zum Schluss die großen Gefäße, die Aorta und die Lungenarterie. Die Nähte sind sehr fein und müssen blutdicht sitzen – schließlich darf an den Verbindungsstellen später kein

Blut austreten und der Blutstrom soll möglichst reibungslos durch das neue Herz fließen.

Bevor wir das Herz wieder »anschalteten«, entlüfteten wir die Herzkammern und die großen Gefäße sorgfältig, da Luftblasen im Kreislauf sehr gefährlich wären und die Gefäße blockieren könnten. Nach und nach ließen wir warmes Blut über die Herz-Lungen-Maschine in das neue Herz fließen; oft beginnt es spontan zu schlagen, manchmal ist ein kleiner elektrischer Schlag oder eine vorübergehende Unterstützung durch Medikamente nötig. Bei Helena fing es von allein an zu pumpen, sodass wir die Herz-Lungen-Maschine schrittweise abschalten und entfernen konnten. Wir legten Schläuche, sogenannte Drainagen, in den Brustkorb, um Blut und Wundflüssigkeit abzuleiten, bevor Helena auf die Kinderintensivstation gefahren wurde.

*

Diesmal hatte das Schicksal ein Einsehen: Helenas Spenderherz schlug stabil. Seit 2022 lebt das Mädchen nun schon mit seinem neuen Herz. Sie muss Medikamente nehmen, die ihre Abwehrkräfte hemmen, damit ihr Körper das neue Organ nicht abstößt. Und sie muss sehr auf Hygiene achten, um sich keine Infektion zu holen. Softeis von einem öffentlichen Verkaufsstand, aus einer Düse, an der Bakterien hängen könnten, ist beispielsweise tabu. Doch das sind Einschränkungen, die verschmerzbar sind – auch wenn sie Helena nicht immer gefallen. Sie ist mittlerweile 13 Jahre alt und hat so weit aufgeholt, dass sie auf eine weiterführende Schule wechseln konnte. Was nach ihrem Abschluss in einigen Jahren kommt? Darüber hat sich der Teenager noch keine Gedanken gemacht. Helena will erst einmal ein bisschen leben.

Lange und komplizierte Verläufe wie in Helenas Geschichte zeigen, wie viele Hürden und Rückschläge es trotz modernster Herzchirurgie geben kann – und wie oft das Operationsteam schnell reagieren muss, um das Leben eines Kindes zu retten. Sie zeigen aber auch, dass selbst wenn der oder die Betroffene mit gewissen Einschränkungen leben muss, es das trotzdem wert ist. 100 Prozent müssen es nicht sein, wenn die Alternative der Tod ist.

Ein kleines Kämpferherz – Annas Fall

»Auf keinen Fall mache ich das!« – Für Julia Mälzmer war sofort klar, dass sie Anna bekommen würde. Und behalten. Die junge Frau, im siebten Monat schwanger, hatte gerade einen Ultraschall in der Berliner Charité hinter sich – auf Anraten ihres Gynäkologen zu Hause in Grimma. Er hatte bei einer Kontrolle festgestellt, dass etwas mit dem Herz des Kindes nicht stimmte. Was genau, das könne er aber nicht sagen, da brauche es Spezialisten, hatte er Julia erklärt. Also saß sie nun vor dem Schreibtisch des Berliner Kardiologen, der seinen ernsten Blick zwischen ihr und den Testergebnissen schweifen und sie schließlich wissen ließ, dass ihr Baby einen *Truncus arteriosus communis* habe. Genau wie Helena in dem vorherigen Fall. Die werdende Mutter war verwirrt. »Was bedeutet das?«, wollte sie wissen, und der Arzt erklärte ihr, dass ihr Kind keine separate Versorgung für Lungen- und Körperkreislauf habe, sondern beide Gefäße einem großen Stamm entsprangen, einer gemeinsamen Arterie. »Das ist ein komplexer Herzfehler, und er geht oft mit anderen Problematiken einher«, führte der Mediziner aus und zählte auf: Diabetes zum Beispiel oder Trisomie 21, eine genetische Besonderheit, auch als Downsyndrom bekannt, bei der 47 statt 46 Chromosomen in den Zellen vorhanden sind – das Chromosom 21 liegt dreifach vor, daher der Name. Er deutete an, dass es durchaus nachvollziehbar wäre, wenn Julia Mälzmer in Erwägung zöge, die Schwangerschaft zu beenden.

Die werdende Mutter nahm die Nachricht auf, aber sie drang nicht wirklich zu ihr durch. Während ihr sofort klar war, dass ein Abbruch für sie nicht infrage käme – und sicherlich auch nicht für ihren Mann Richard –, realisierte sie zu diesem Zeitpunkt noch nicht, was diese Diagnose wirklich bedeutete. Sie schob die Gedanken daran erst einmal weg, was in etwa zwei

Monaten, nach der Geburt, passieren würde. Denn gerade war sie vollauf damit beschäftigt, ihre kranke Mutter zu pflegen. Rund vier Wochen bevor Anna geboren wurde, starb sie. Es schien fast so, als habe die Oma ihrem Enkelchen den Platz im Leben freigeräumt. Und die Kleine schien das zu würdigen. Das Mädchen sollte sich als äußerst zähe, entschlossene Kämpferin erweisen, die unbedingt am Leben bleiben wollte.

*

Als Anna im April 2005 zur Welt kam, war schnell klar, dass der Kardiologe in der Charité recht gehabt hatte: Ihr Herz war komplett anders gebaut als das der meisten anderen Babys. Aber das Kind war weder zuckerkrank noch hatte es Trisomie 21. Kurze Erleichterung. Aber viel Zeit, um sich darüber zu freuen, blieb Julia und Richard nicht. Anna wurde im Alter von drei Tagen nach Leipzig ins Kinderherzzentrum verlegt. Die Eltern hatten sich wegen unserer Erfahrung selbst mit kleinsten Säuglingen und der sehr hohen Erfolgsquote für uns entschieden. Doch auch die Nähe zu ihrem Heimatort, das Herzzentrum war etwa 30 Autominuten entfernt, spielte eine Rolle bei der Wahl. Mal eben kurz nach Hause zu können, um zu duschen oder ein frisches T-Shirt zu holen, wäre praktisch. Denn es zeichnete sich ab, dass Anna nicht nur ein paar Tage in der Klinik würde bleiben müssen.

Die Pendelfahrten übernahm hauptsächlich Papa Richard. Julia Mälzmer verbrachte die meiste Zeit am Bettchen ihres Babys: Sie streichelte die Kleine, wickelte sie – bei beidem sorgfältig darauf bedacht, keine Schläuche und Kanülen aus dem puppengroßen Körper zu ziehen – und sprach viel mit ihrer Tochter. Ihr Arzt im Klinikum zu Hause hatte Julia und Richard bereits grob den Herzfehler und dessen Behandlungsmöglichkeiten erklärt. Sogar aufgemalt hatte er, wie die Gefäße aktuell aussahen und wie ich sie neu zusammensetzen würde. Julia war ein bisschen schwindelig dabei geworden. Die Skizze sah aus wie eine Klempnerarbeit. Das sollte funktionieren? Doch zu wissen, was los war und was kommen würde, half der jungen Mutter, mit der Situation besser zurechtzukommen. »Es war auch gut, dass Anna noch so klein war«, sagt sie rückblickend, denn: »Wir hatten noch nicht so einen Draht zueinander, als wenn sie drei Jahre alt gewesen wäre und ich sie schon als kleine Persönlichkeit gekannt hätte.« Mag sein, dass diese Annahme ein Schutzreflex war. Doch er würde es der frischgebackenen Mama leichter machen, die Unsicherheit zu ertragen. Der Herzfehler der winzigen Anna war nämlich so komplex, dass die Gefahr bestand, dass sie die Korrektur nicht überlebte. Noch immer gehört die Mortalitätsrate, also das Sterberisiko, bei korrektiven Operationen des *Truncus arteriosus communis* mit neun bis elf Prozent zu den höchsten Frühsterblichkeitsraten. Nicht einzugreifen war aber keine Option. Ohne Operation, die im Neugeborenenalter, also bis zur vierten Lebenswoche, durchgeführt werden sollte, sterben 85 Prozent der betroffenen Kinder noch vor dem ersten Geburtstag.

*

Der Eingriff war für sieben Tage nach der Geburt angesetzt. Anna hatte neben dem *Truncus arteriosus communis* noch mehrere weitere schwere Herzfehler. Die Hauptschlagader – die große Lebensader, die den ganzen Körper mit Blut versorgt – war fehlgebildet und an einer Stelle unterbrochen. Außerdem gab es ein Loch zwischen den Herzkammern, den bereits bekannten Ventrikelseptumdefekt, und wichtige Gefäße und Klappen waren nicht so angelegt, wie sie es hätten sein sollen. Der Aortenbogen war verengt, und der *Ductus arteriosus*, die Versorgungsluke für das Kind im Bauch der Mutter, schloss sich nicht von selbst, wie er es hätte tun müssen, und versorgte dadurch zum Glück die untere Körperhälfte. All diese Defekte mussten behoben werden. Das bedeutete eine große Belastung für Annas System, das gerade erst auf »Eigenversorgung« umgestellt hatte.

Am 26. April um 9:12 Uhr öffnete ich den Brustkorb des etwa drei Kilogramm leichten Babys. Um den Eingriff vornehmen zu können, mussten wir das Herz an die Herz-Lungen-Maschine anschließen, sie übernahm vorübergehend dessen Arbeit. Nach dem Abkühlen des winzigen Körpers auf 28 Grad mussten wir das Herz stoppen. Insgesamt würde Anna etwa 2,5 Stunden ohne eigenen spontanen Blutkreislauf sein. Ein guter Wert, absolut im Rahmen.

Ich machte mich daran, die Hauptschlagader zu rekonstruieren und die Engstelle zu erweitern. Das geschah, indem ich längs einen Schnitt auf dem Gefäß machte und einen Patch einsetzte. Danach verschloss ich das Loch im Herz, schnitt die Lungenäste aus der Hauptschlagader aus und setzte ein künstliches Gefäß mit einer Herzklappe ein, damit das Blut in die Lunge gelangen konnte. Dieses Konduit war mit nur zwölf Millimeter Durchmesser das kleinste, das wir in unserem Bestand hatten. Für ein Kind mit diesem Körpergewicht konnte ich kein größeres nehmen. Das wäre, wie einen Strohhalm in einen Gartenschlauch zu stecken. Die Prothese würde nicht richtig an die feinen körpereigenen Gefäße anschließen und diese durch den unsauberen Anschluss verletzen, der zudem undicht wäre. Außerdem fließt das Blut langsamer durch große Gefäße als durch kleine. Der Druck ist niedriger, und eine geringere Fließgeschwindigkeit begünstigt Blutgerinnsel, sogenannte Thrombosen, sowie Verschlüsse des Konduits oder des Gefäßes, Embolien genannt. Gerinnungsfaktoren können sich dann nämlich leichter an den Gefäßwänden anlagern, gerinnungsfördernde und -hemmende Stoffe sich ungleichmäßiger mischen und der Körper setzt bei geringerer Sauerstoffversorgung der Gefäße eher entzündungsfördernde und gerinnungsaktive Signale frei.

Für die Korrektur setzte ich ein Rinderkonduit ein. Das ist die Halsvene eines Kalbes, inklusive Klappe. Ein menschliches Gefäß in der benötigten Größe eines Kugelschreibergehäuses zu verwenden wäre theoretisch möglich, wird aber in unserer Praxis nicht gemacht. Es wäre schwierig, Spendergewebe dieser Größe von einem Säugling zu bekommen. Zudem ist die Gefahr bei lebendem Gefäßgewebe größer, vom Immunsystem als Eindringling identifiziert und abgestoßen zu werden. Und nicht zuletzt ist ein menschliches Spendergefäß weniger haltbar als ein tierisches. Letzteres haben wir in der Klinik vorrätig wie ein Automechaniker Ersatzteile, eingelegt in Konservierungslösung. Es gibt Gefäße in den Größen 12, 14, 16, 18, 20 und 22 Millimeter. Tierkonduits stammen von landwirtschaftlichen Betrieben, die aber nicht explizit »medizinische Rinder« züchten. Die Gefäße sind vielmehr Nebenerzeugnisse der Fleischproduktion. Spezialisierte Firmen bereiten sie dann für den medizinischen Einsatz auf. In meiner bisherigen Laufbahn dürfte ich um die 600 solcher Rinderhalsvenen eingesetzt haben.

Als die Operation beendet war und das Herz wieder schlug, durfte Anna – noch ganz schwach, aber stabil – auf die Intensivstation zurück.

*

Lange hatte das kleine Mädchen aber keine Ruhe. Denn während Babys und ihre Organe und Strukturen wachsen, vergleichsweise schnell sogar, bleiben künstliche Herzbestandteile unverändert. Selbst dann, wenn sie von Tieren stammen, also an sich organisch sind, wie das Rinderkonduit in Annas Herz. Schon nach wenigen Wochen war es zu kurz, es stand unter starkem Zug, wodurch es bereits auch wieder zu eng geworden war. Das künstliche Gefäß reichte nicht mehr aus, um genug Blut zu transportieren. Stenose nennen wir eine solche Engstelle, wie schon in anderen Fällen beschrieben. Ich musste den engen Abschnitt der Aorta nochmals mit einem Patch erweitern und das erste Konduit gegen ein anderes, voluminöseres tauschen sowie eine neue Lungenklappe einsetzen. Letzteres war notwendig geworden, weil der Körper von Kindern darauf ausgelegt ist, alles anzugreifen, was nicht zu ihm gehört. Er ist extrem wachsam, geht aggressiv gegen »Eindringlinge« vor, und für die Abwehrkräfte eines Säuglings ist ein künstliches Gefäß definitiv ein Eindringling, gegen den sie vorgehen mussten. Mit Erfolg: Annas eingesetzte Lungenklappe degenerierte leider schnell.

Auch diese Operation verlief erfolgreich. Doch für ein Baby von gerade einmal zweieinhalb Monaten ist jeder Eingriff eine enorme Belastung. Anna ging es nicht gut. In den Wochen nach dem zweiten Eingriff blieb ihr kleines Herz sehr schwach. Es erholte sich nicht richtig und pumpte viel zu wenig Blut durch den Körper. Das Herz, in Größe und Gewicht einer Pflaume ähnlich, brauchte dringend Unterstützung. Also schlossen wir das Kind an die ECMO an – die Maschine, die extern den Lungen- und Blutkreislauf stabilisierte, um Anna am Leben zu halten. Mehrfach mussten wir ihren Brustkorb öffnen, um Blutungen zu stillen oder Flüssigkeit abzusaugen. Die ersten fünf Monate ihres Lebens verbrachte Anna permanent im Krankenhaus – entweder bei uns in Leipzig oder, wenn es ihr gerade besser ging, in einem Klinikum, das näher an ihrem Elternhaus lag. Ernährt wurde sie über eine Magensonde, die sie sich oft versehentlich zog. Irgendwann reichte es ihrer Mutter. Ein bisschen Normalität musste doch möglich sein. Deshalb bestimmte sie nach Absprache mit einer Schwester: »Schluss mit der Sonde. Das Kind lernt jetzt trinken.«

Eine Stunde lang versuchte Julia Mälzmer, die Kleine zum Trinken zu bringen, den Saugreflex auszulösen. Mehr als 60 Minuten brauchte sie, um ihrer Tochter fünf Milliliter einzuflößen. Aber irgendwann hatte sie es geschafft. Anna verstand, was sie tun sollte. Das Baby trank. Zusätzlich zur Muttermilch bekam es Aufbaunahrung, damit das kleine Mädchen an Gewicht zulegte. Das würde Anna robuster machen. Denn der nächste Eingriff war nur eine Frage der Zeit.

*

Als Anna 14 Monate alt war, war das künstliche Gefäß erneut zu klein geworden, sie brauchte ein größeres. Ihr angeschlagenes Herz arbeitete teils so stark gegen die zugbedingte Verengung an, dass ihre Eltern es dumpf klopfen hörten, wenn es ruhig im Raum war.

Doch nicht nur ihr Inneres veränderte sich. Vermutlich im Zuge der ECMO-Therapie entwickelte das Mädchen einen Wasserkopf, einen Hydrocephalus. Das kann indirekt passieren, wenn es zu Komplikationen im Gehirn kommt, die während oder kurz nach dem Einsatz der ECMO auftreten können, zum Beispiel durch die Gefäßkanülierungen. Geschieht das, steigt das Risiko für Hirnblutungen – und die können tödlich sein. Wir mussten Anna ein Ventil in den Kopf setzen, um die Flüssigkeit abzuleiten. Auch das schaffte die kleine Kämpferin. So klein sie war, so entschlossen schien sie zu sein, sich nicht unterkriegen zu lassen. Ihr war ein Platz in der Welt geschenkt worden, und den würde sie verteidigen, solange es ging.

Um selbst mit der Situation besser zurechtzukommen und auch Anna später erklären zu können, was mit ihr los ist, dokumentierten die Eltern den gesamten Krankheitsverlauf bildlich. Wo andere Fotobücher das Hineinwachsen des Kindes ins Leben nachvollziehen, zeigte das von Anna ihre Flucht vor dem Tod: Jede Operation, gute und schlechte Momente auf der Intensivstation, das Kanülenlegen ... alles ließ sich nachschlagen und anschauen. Anna selbst malte später auf, wie ihr Herz vor der ersten Operation ausgesehen hatte und wie es nun aussah – ähnlich der Skizze, die Julias Arzt kurz nach der Geburt des Kindes angefertigt hatte. Anna verstand beeindruckend genau, wie ihr Herz korrigiert worden war, und zeichnete in fein gestrichelten Linien ein, wo Gefäße durchtrennt, umgesetzt und neu vernäht worden waren.

*

Bilder waren wichtig für das Mädchen, denn es stellte sich heraus, dass Anna kaum etwas hörte. Dazu kann es kommen, wenn durch einen schweren Herzfehler mit Sauerstoffmangel das Hörzentrum beschädigt wird. Ebenso möglich ist es, dass bestimmte Medikamente, die während der ECMO-Phase verabreicht werden, zum Beispiel Aminoglykosid-Antibiotika wie Gentamicin oder Schleifendiuretika wie Furosemid, eine Schwerhörigkeit auslösen. Eingesetzt werden sie trotzdem, da sie schwere Komplikationen wie eine Blutvergiftung oder Infektionen durch Keime und Bakterien wirkungsvoll verhindern. Steht eine Höreinschränkung einem solch lebensgefährlichen Ereignis gegenüber, fällt die Entscheidung zumindest mir nicht besonders schwer.

Bis Anna Hörgeräte hatte, da war sie fünf Jahre alt, kommunizierte sie mit ihrer Familie per selbst ausgedachter Handzeichen. Erst nachdem sie ihre Hörhilfen hatte, lernte sie sprechen – und holte rasend schnell auf. Heute ist die 20-Jährige auf fast normalem Stand.

Abgesehen von einigen Besuchen in der Notaufnahme, weil Anna so hohes Fieber bekam, dass ihr Herz in einen gefährlichen Galopp verfiel, waren der Familie nach der ECMO-Phase ein paar Jahre vergönnt, in denen sie so etwas wie einen Alltag entwickeln konnte. Anna bekam eine Schwester und die beiden wuchsen wie zwei ganz normale Geschwister auf. Ihre Eltern achteten bewusst drauf, beide so normal wie möglich zu behandeln. Anna kam in den Kindergarten. Den mochte sie nicht besonders, und wenn dem kämpferischen Kind etwas nicht gefiel, lief es einfach davon. Einige Male stand Anna wieder vor der Tür ihres Elternhauses, Stunden bevor sie aus der Betreuung hätte abgeholt werden sollen. In der Schule ließ dieser Freiheitsdrang nach, dorthin ging sie leidenschaftlich gern. Sie mochte die Lehrerin und so ziemlich alle Fächer. Anna fühlte sich gefordert, lernte gern und schaffte es bis zu ihrem Abschluss, ohne auch nur einmal ansatzweise versetzungsgefährdet zu sein.

Zweimal im Jahr ging Anna mit ihrer Mutter zur Kontrolle. Zunächst ohne Auffälligkeiten. Als sie zehn Jahre alt war, war das eingesetzte Material verkalkt und verengt. Wieder musste ein größeres Gefäß implantiert werden. Ein absehbarer Prozess. Aber auch einer, der von Mal zu Mal anspruchsvoller wurde: Jede Operation gestaltete sich schwieriger als die vorherige, da Narbengewebe Annas Brustkorb füllte und die Eingriffe technisch immer fordernder wurden. Durch die Vernarbungen verkleben Herz, Gefäße, der Herzbeutel und die Brustwand. Dadurch wird der Zugang zum Herz riskanter, da ich versehentlich Gefäße verletzen könnte. Das kann man sich ein bisschen so vorstellen, wie wenn man versucht, zusammenhaftende Buchseiten voneinander zu lösen und etwas Druckerschwärze der einen Seite auf der anderen Seite haften bleibt.

Auch liegen durch die Verwachsungen einige Strukturen nicht mehr »frei« oder dort, wo sie normalerweise liegen. Für mich bedeutet das, dass ich mich spontan neu orientieren muss; und die Gefäße sind stärker belastet, weil sie weniger flexibel werden. All das erhöht die ohnehin gegebene Gefahr von Komplikationen.

*

Die Operation mit zehn Jahren steckte das Mädchen noch gut weg. Doch 2018, als Anna gerade 13 Jahre alt geworden war und mit ihrer Schwester, einer Freundin und deren Mutter einen Indoor-Spielplatz besuchte, bekam sie plötzlich Kammerflimmern. Bei dieser lebensbedrohlichen Herzrhythmusstörung zucken die Herzmuskelfasern unkoordiniert. Dadurch kann das Herz kein Blut mehr auswerfen, der Blutdruck sackt ab, der Kreislauf bricht zusammen. Anna wurde bewusstlos, musste reanimiert werden. Einige Zeit später entwickelte sich eine schwere Herzinnenhautentzündung, eine Endokarditis, im eingesetzten Gefäß. Es war von Bakterien befallen. Ihre Mutter vermutete, dass die Erreger über Mückenstiche in den Körper ihrer Tochter gelangt waren, die sie sich aufgekratzt, den Eltern aber nichts davon gesagt hatte. Außerdem hatte sich neben dem Gefäß ein Abszess gebildet. Dem Mädchen ging es von Stunde zu Stunde schlechter.

Das gesamte infizierte Material musste raus, ebenso der Abszess sowie ein früher eingesetzter Defibrillator. Ein neues Konduit musste eingebaut werden. All das war riskant, da Anna durch die Infektion geschwächt war. In dieser Zeit entschied Julia Mälzmer, dass sie es akzeptieren würde, wenn ihre Tochter irgendwann zu ihr sagt, dass sie das alles nicht mehr möchte. Dass es ihr zu viel, zu schwer wurde. Aber Anna wollte nach wie vor. Sie schaffte auch diesen Eingriff. »Mama, ich will weiterkämpfen«, bekräftigte sie, als sie zum x-ten Mal in ihrem Leben verkabelt und erschöpft in einem Bett auf der Kinderintensivstation lag. Und weiterkämpfen, das musste sie.

Im Alter von fünfzehneinhalb Jahren stand die nächste und vorerst letzte große Operation für den Teenager an: Die Hauptschlagader war erneut stark verengt, diesmal direkt oberhalb des Herzens. In einer stundenlangen Operation öffnete ich zum vierten Mal den gesamten Aortenbogen und setzte einen großen Patch ein. Über dreieinhalb Stunden war das Mädchen an die Herz-Lungen-Maschine angeschlossen, bevor das Herz schließlich wieder im eigenen Rhythmus schlug. Bis heute tut es das. Und auch wenn Anna es nicht mag, wenn die Leute die großen Narben auf ihrer Brust anstarren, ist sie zu einer selbstbewussten Frau herangewachsen. Sie trägt heute, was ihr gefällt – auch Shirts mit Ausschnitt und Spaghettiträgern oder einen Bikini, wobei das zu sehen ist, was ihre Mutter Annas »Geschichte vom Überleben« nennt. Die junge Frau hat mittlerweile einen Freund, macht eine Ausbildung zur Fachpraktikerin für Büromanagement und bezeichnet sich stolz als »ganz besonders bekloppt«.

Quatsch machen gegen die Angst – Emilyas Fall

»Heilung ist eine Frage der Zeit, manchmal aber auch der Gelegenheit«, soll Hippokrates, der griechische Arzt und Begründer der wissenschaftlich orientierten Medizin gesagt haben. Tatsächlich ist es so, dass jeder Eingriff, jede Operation und Korrektur, die ich am Herz eines Kindes vornehme, eine Abwägungssache ist: Ist das Risiko akzeptabel? Was wäre die Alternative? Welche Folgen ergeben sich im schlimmsten Fall für Kind und Eltern? In diese Überlegungen beziehe ich nicht nur die Diagnose, das Alter, Körpergröße und -gewicht des Kindes ein. Oft begleiten einen Herzfehler auch genetische Schwierigkeiten: Da sind Organe geschädigt oder das Blut verklumpt leicht und immer wieder entstehen Gerinnsel. Bei einer solchen Thromboseneigung in Kombination mit einem angeborenen Herzfehler verstopfen Venen und Arterien bis zu elf Prozent eher als bei Babys und Kindern mit normaler Blutgerinnung. Bilden sich Gerinnsel und Pfropfen, blockieren sie die Versorgung von Gehirn, Lunge, Herz ... und auch von »Ersatzstrukturen« wie Shunts, die zwei normalerweise getrennte Hohlorgane künstlich verbinden, oder nichtmenschlichen Gefäßen, die ein Kind nach einer Operation in sich trägt.

Ein Risiko von 50 Prozent gehe ich (fast) immer ein. Wenn die Alternative der Tod ist, sind das gute Überlebenschancen. Selbst wenn das Kind dann vielleicht ein wenig eingeschränkt ist, was Ausdauer, Muskelkraft, Hörvermögen oder Körpergröße angeht, kann es noch immer ein lohnenswertes Leben führen.

Wenn ich mich dafür entscheide, in die Natur einzugreifen, dann mache ich das mit allen Konsequenzen. Auch denen, die sich daraus für mich ergeben: In dem Moment, in dem ich eine

Operation vornehme, trage ich die Verantwortung für dieses kleine Leben, das manchmal noch gar nicht richtig in der Welt angekommen ist. Das bedeutet, mich penibel auf den Eingriff vorzubereiten, nachzufragen und Rat einzuholen, wenn ich selbst nicht weiterkomme. Das ist mittlerweile jedoch selten der Fall, da ich aus jeder Menge Wissensschubladen die passende auswählen und aufziehen kann. Ich muss den Mut haben, nochmals von vorn anzufangen, wenn ich sehe, dass das System so nicht funktioniert, wie ich mir das gedacht habe.

Ich erinnere mich zum Beispiel an ein zweieinhalbjähriges Mädchen, welches mit mehreren Defekten zu uns gekommen war, unter anderem einer Transposition der großen Arterien mit Ventrikelseptumdefekt und Pulmonalstenose. Die Lungen- und die Hauptschlagader waren vertauscht, das Kind hatte ein Loch in der Herzscheidewand und die Ausflussbahn von der rechten Herzkammer zur Pulmonalarterie war verengt.

Ich führte eine sogenannte Rastelli-Operation durch. Dabei wird eine Art Tunnel oder Umleitung zwischen Herzkammern und großen Gefäßen konstruiert, um das Blut umzuleiten und das sauerstoffreiche vom sauerstoffarmen Blut zu trennen. Diese Verbindung hatte sich unter dem Druck des Blutstroms allerdings gestreckt und war zu eng geworden, noch bevor ich das Mädchen wieder zugenäht hatte. Das konnte auf keinen Fall so bleiben. Also »baute« ich alles zurück und machte den Tunnel neu, er wurde nun breiter. Hier hatte ich mich trotz meiner Erfahrung verkalkuliert. Das passiert. Ein lebendiges System lässt sich nicht in Schablonen pressen. Manchmal reagiert es unerwartet, willkürlich, kontraproduktiv – und schnell. Hat man sich verschätzt, muss man diesen Fehler zügig anerkennen und korrigieren. Stolz hat im OP nichts verloren. Das Mädchen konnte die Klinik nach der Korrektur vier Wochen später in gutem medizinischem Zustand verlassen.

*

Emilya war ein Fall, der selbst jemanden mit meiner Berufserfahrung demütig werden lässt. Das Mädchen wurde 2018 mit hypoplastischem Linksherzsyndrom geboren. Das ist mit zwei bis vier Prozent der angeborenen Herzfehler und weltweit zwischen 8 und 25 betroffenen Kindern pro 100 000 ein seltener, aber schwerer Defekt. Die linke Herzkammer, die normalerweise das Blut durch den Körper pumpt, ist hier stark unterentwickelt oder nicht vorhanden. Sie kann ihre Aufgabe nicht erfüllen. Bei Emilya war sie gar nicht entwickelt. Das bedeutete, rechter und linker Vorhof mündeten beide in ein und dieselbe Herzkammer, wo sich das sauerstoffarme und -reiche Blut mischten. Normalerweise besteht ein Kreislauf, in dem das sauerstoffarme Blut zur Anreicherung in die Lunge gelangt und von dort in den Körper transportiert wird.

Zusätzlich wies Emilya eine funktionelle Mitralatresie auf: Die Mitralklappe war nicht funktionsfähig. Das ist die Klappe, die verhindert, dass das Blut aus der linken Herzkammer in den linken Vorhof zurückfließt, wenn sich das Herz beim Schlagen zusammenzieht. Für Emilyas Herz bedeutete das, dass es Blut nicht so durch den Körper leiten konnte, wie es bei gesunden Kindern der Fall ist. Ohne Eingriff würde das gerade erst geborene Kind nicht überleben, denn das Blut könnte sich rückstauen und das Kind in Luftnot bringen.

Den Eltern, Johanna und Daniel Schrewerz, brach der Boden unter den Füßen weg. Der Defekt war in den Vorsorgeuntersuchungen nicht aufgefallen. Sie waren davon ausgegangen, ein gesundes Mädchen in die Arme schließen zu dürfen. Nicht, dass es etwas daran geändert hätte, dass das Paar dieses Baby auf jeden Fall bekommen wollte. Dennoch ließ die Information, ihre Tochter sei so krank, dass sie ohne sofortige Operation sterben würde, eine Welle hoffnungsloser Überforderung über die beiden schwappen. Wie konnte man übersehen, dass das halbe Herz fehlte?

Während einer Schwangerschaft bereitet man sich darauf vor, dass sich das Leben als Eltern von Grund auf ändern wird – den Tod dürften allerdings die wenigsten Paare in diese Veränderung einkalkulieren. Jetzt stand er mit im Raum, zwischen ihnen und ihrer neugeborenen Tochter.

Wie betäubt ließen Johanna und Daniel uns gewähren, nahmen hin, dass wir ihr Kind mehr oder weniger direkt nach der Geburt von ihnen trennten, um eine Ballonatrioseptostomie vorzunehmen. Bei dieser Operation vergrößerte ich die natürliche Öffnung in der Vorhofscheidewand, das *Foramen ovale*. Das existiert im vorgeburtlichen Herz, damit das Blut am Lungenkreislauf vorbeifließen kann. Dieser funktioniert aber beim Embryo noch nicht selbstständig, sodass das sauerstoffreiche Blut stattdessen von der Plazenta über die Nabelschnur zum Fötus gelangt.

Außerdem mussten wir dafür sorgen, dass die Gefäßverbindung zwischen Lungen- und Körperschlagader nicht zuging. Diese, der *Ductus arteriosus*, dient im Mutterleib als eine Art Ausweichroute für das Blut. Da die Lungengefäße noch verkrampft sind, weil sie nicht gebraucht werden, ist der Druck darin höher. Damit das Blut sich hier nicht »durchpressen« muss, nimmt es den Umweg an der Lunge vorbei über den Ductus. Normalerweise schließt er sich nach der Geburt, da er nicht mehr zur Versorgung gebraucht wird. Gleiches gilt für das *Foramen ovale*. In Emilyas Fall sollten jedoch beide als Überbrückungslösung offen bleiben oder sogar größer werden, um den Blutkreislauf und damit die Versorgung des Kindes zu sichern.

Dass der Ductus sich nicht verschließt, lässt sich mit Medikamenten bewerkstelligen. Um das Loch in der Vorhofscheidewand zu erhalten und noch etwas größer zu machen, damit das Blut leichter und flotter fließen konnte, war aber ein Eingriff nötig: die Rashkind-Prozedur. Dabei schob ich einen dünnen Katheter, einen Schlauch mit einem winzigen, noch schlaffen Ballon an der Spitze, über eine Vene in der Leistengegend in das nussgroße Herz des Neugeborenen. Im linken Herzvorhof blies ich den Ballon auf und zog ihn dann schwungvoll in den rechten, um die Wand zwischen den Vorhöfen, das Septum, zum Reißen zu bringen. Durch das so vergrößerte Loch konnte das Blut ausreichend fließen – trotz fehlender linker Herzkammer. Die unmittelbare Lebensgefahr war fürs Erste gebannt. Ohne Eingriff verläuft ein hypoplastisches Linksherzsyndrom innerhalb weniger Tage oder Wochen tödlich.

Allerdings ist die Rashkind-Prozedur kein Eingriff, der den Defekt behebt. Sie verschafft Zeit, das Kind zu stabilisieren und auf eine risikoreiche Operation vorzubereiten, die man in drei bis vier Monaten durchführen sollte. Bei Emilya sollte diese nicht die heilende, sondern lediglich eine von dreien sein. Denn das Baby hatte eine Gerinnungsstörung entwickelt. Immer wieder bildeten sich Thrombosen, welche die Gefäße verstopften. Zusätzlich zu den weiteren Korrekturen, die ihr Herzfehler erforderte, mussten wir auch diese Blockaden »wegräumen«. Zu einem gewissen Grad ging das medikamentös mit Blutverdünnern wie Heparin, das auch zum Einsatz kommt, wenn Kinder während einer Operation an die Herz-Lungen-Maschine angeschlossen werden. So verhindern wir, dass das Blut in den Schläuchen verklumpt. Da Emilya aber immer wieder Thromben entwickelte, mussten wir diese regelmäßig mittels Katheter entfernen. Ein nicht sehr gutes Szenario, denn auch Gefäßprothesen wären stark gefährdet, sich zuzusetzen. Im schlechtesten Fall würde das einen Austausch und damit eine erneute Operation bedeuten. Welche einzusetzen, darum kamen wir bei einem Herzfehler wie diesem aber nicht herum.

*

Vier Monate alt war das Mädchen, als wir einen Shunt, eine künstliche Verbindung zwischen Hauptschlagader und Lungenschlagader, setzten: Die Gore-Tex-Prothese mit vier Millimeter Durchmesser sollte als Ausweichroute für das Blut dienen, das wir dauerhaft ohne den fehlenden Herzteil durch ihren Körper leiten mussten. Eine Herzkammer zu rekonstruieren ist nicht möglich, und eine Transplantation ist ein so schwerer Eingriff mit einer meist mehrjährigen Wartezeit und so unsicherer Prognose, dass ich ihn nur durchführe, wenn alles andere nicht funktioniert hat.

Außerdem bändelte ich die Lungenschlagader, indem ich ein Band, in diesem Fall ein Stück Kunststoff, um die freigelegte Pulmonalarterie schlang und festzog. So wurde sie enger, ohne ganz zu verschließen. Weniger Blut floss nun in die Lunge. Das sollte sie entlasten und dem Herz die Möglichkeit geben, sich etwas zu erholen, da es weniger arbeiten musste. Mittels einer Vorhofseptektomie entfernte ich abschließend die Vorhofscheidewand, damit das Blut ungehindert fließen konnte. Bei einem gesunden Kind ist diese Trennvorrichtung notwendig, damit sich sauerstoffarmes und -reiches Blut nicht vermischen können. Fehlt aber ein Herzteil, muss das Blut unbedingt frei zwischen den Vorhöfen fließen können. Sonst entsteht erst gar keine Zirkulation und Emilya würde nicht überleben.

*

Johanna und Daniel wichen ihrem Kind nicht von der Seite. Sie wohnten in einem der Elternapartments auf dem Klinikgelände, kamen aber jeden Morgen um sechs Uhr auf Station, um am Bettchen ihrer Tochter zu wachen. Viel konnten sie nicht tun, außer mit der Kleinen zu reden, sie zu streicheln, ihr zu signalisieren »Wir sind da«. Das taten sie sehr ausdauernd. Mittags mussten die Schwestern sie fast zwingen, kurz rauszugehen und etwas zu essen. Um spätestens 13 Uhr waren sie wieder da, blieben bis 22, 23 Uhr, manchmal länger. Die beiden hielten sich beschäftigt, indem sie sich Aufgaben suchten: Sie schauten, ob der Urinschlauch auch wirklich leer war, brachten Kuscheltiere mit, die sie am Kopfende von Emilyas Bett drapierten, und versuchten, den Schwestern so viel Arbeit wie möglich abzunehmen.

Das Mädchen war in jeder Hinsicht in guten Händen. Es bekam Liebe und Aufmerksamkeit von den Eltern und eine gute fachliche Betreuung durch uns. Leider bedeutet ein fürsorgliches, kompetentes Umfeld nicht automatisch einen guten Verlauf oder eine komplikationslose Heilung.

Mit ziemlich genau 16 Wochen entwickelte die Kleine einen viel zu hohen Lungendruck, eine schwere pulmonale Hypertonie. Dadurch verschlechterte sich die Sauerstoffversorgung ihres Körpers weiter, und wir mussten einen geplanten Eingriff, um ihren provisorisch reparierten Herzfehler zu korrigieren, verschieben. Stattdessen galt es, die Lungenschlagader mehrfach zu öffnen und neu zu verengen, bis sich der Blutfluss wieder stabilisierte.

Dann entstand eine Infektion am zentralen Katheter. Das ist ein venöser Zugang, der bei der Einleitung der Anästhesie in eine große zentrale Vene gelegt wird: die *Vena jugularis* im Halsbereich zum Beispiel oder die *Vena subclavia* im Arm- beziehungsweise Schulterbereich. Dieser Zugang ist wichtig für die Gabe von Medikamenten und Blutderivaten während der Operation und danach auf der Intensivstation.

Emilya bekam eine Blutvergiftung, die mit Antibiotika behandelt werden musste und das Kind stark schwächte. Wieder ein paar Monate später bildete sich eine Thrombose in der unteren Hohlvene, der größten Vene des menschlichen Körpers, die sauerstoffarmes Blut aus der unteren Körperhälfte zum rechten Herzvorhof transportiert. Mittels Glenn-Anastomose löste ich diese blutgerinnselbedingte Engstelle auf. Bei dieser Methode nach dem amerikanischen Herzchirurgen William W. L. Glenn wird die obere Hohlvene direkt mit der rechten Lungenschlagader verbunden. So gelangt das sauerstoffarme Blut aus Kopf und Armen direkt in die Lunge, ohne vorher durch das Herz zu fließen. Damit wird Letzteres deutlich entlastet. Gleichzeitig verschloss ich die Lungenschlagader vollständig, denn wir wollten das Blut so umleiten, dass die Lunge Blut bekam, ohne von der nicht vorhanden linken Herzkammer abhängig zu sein, mit der dieses Gefäß normalerweise verbunden ist. Die komplette Versorgung sollte über künstlich angelegte Leitungen und die rechte Herzkammer laufen. Dafür war eine Fontan-Operation notwendig, die ich, nach einigen weiteren Eingriffen, um Engstellen in Gefäßen zu beheben, im November 2024 schließlich vornehmen konnte.

*

Die Fontan-Operation ist ein großer Eingriff für Kinder, die nur eine funktionsfähige Herzkammer haben, ein »Single-Ventrikel«-Herz. Ziel ist, das sauerstoffarme Blut aus dem Körper ohne Umweg durch die Herzkammern direkt in die Lunge zu leiten. So muss die eine vorhandene Herzkammer nur noch das sauerstoffreiche Blut in den Körper pumpen, was die Sauerstoffsättigung und Belastbarkeit meist deutlich verbessert. Da das Blut danach »passiv« in die Lunge fließt – also ohne Pumpkammer –, dürfen die Lungengefäße möglichst wenig Widerstand bieten.

Dieser Eingriff ist wohl derjenige, der die Arbeitsweise des Herzens so grundlegend verändert wie kein anderer, da die verbliebene Herzhälfte dazu gebracht wird, die Aufgaben des gesamten Organs zu übernehmen. Entwickelt hat dieses Vorgehen Francis Maurice Fontan, der 1929 in der kleinen Pyrenäengemeinde Nay geboren wurde. Sein Vater Victor war ein bekannter Radrennfahrer gewesen, der sogar bei der Tour de France mitfuhr.

Dass Francis als Arzt Karriere machte, geht auf seine Schwester zurück, so wird zumindest kolportiert. »Du wirst Mediziner«, soll sie festgelegt haben, nachdem sie ein Job-Beratungsheft gelesen hatte. »Dann aber mindestens Chirurg«, warf ein ebenfalls anwesender Schulfreund ein. Und so geschah es tatsächlich.

1959 untersuchte Fontan das Herz einer an einem angeborenen Defekt des Organs verstorbenen jungen Frau pathologisch-anatomisch und veröffentlichte die Erkenntnisse. Kurz darauf publizierte er Vorstellungen darüber, wie sich ein derartiger Fehler operativ korrigieren lassen könnte: die Trikuspidalatresie, auch als Einkammerherz bekannt. Hier sind rechter Vorhof und rechte Herzkammer nicht durch eine Klappe getrennt, sondern durch eine undurchlässige Membran. Die rechte Herzseite ist meist stark unterentwickelt – in dieser Hinsicht ähnlich dem hypoplastischen Linksherzsyndrom. Jahrelang probierte Fontan, mittlerweile Leiter der neuen kardiologischen Abteilung des Hospital Tondu in Bordeaux, seine Korrekturideen an Tieren aus. Obwohl keines lange überlebte, wurde Fontan gebeten, 1986 ein zwölfjähriges Mädchen mit Trikuspidalatresie zu operieren. Trotz anfänglicher Komplikationen wie Niereninsuffizienz oder Flüssigkeitsansammlungen zwischen

Brustkorb und Lunge überlebte die Patientin und wurde 45 Jahre alt. Die Technik verbreitete sich schnell weltweit in allen großen Herzzentren und wurde vielfach modifiziert. Den Durchbruch brachte es schließlich, den cavopulmonalen Tunnel aus dem Herz auszulagern. Fontan hatte diese chirurgische Röhre, um das Blut von den Hohlvenen direkt in die Lunge zu leiten, durch den rechten Vorhof gelegt.

Ich hatte diese Operation zum ersten Mal bei Marc de Leval, einem meiner Mentoren in London, miterlebt. Er hatte sie schon 1988 praktiziert. Nun würde ich also den Faden aufnehmen und das, was ich in Großbritannien gelernt hatte, mit dem verbinden, was mich meine langjährige Berufspraxis in Prag und Leipzig gelehrt hatte, um Emilya so gesund wie möglich zu machen.

*

Bevor operiert wurde, prüfte mein Team, ob die Voraussetzungen stimmten. Bei Emilya war schon zu häufig eine Komplikation aufgetreten, um hier nicht besonders sorgfältig vorzugehen. Wir machten einen Ultraschall (Echo), ein EKG und sahen nochmals mittels Herzkatheter nach, ob das Innere des Herzens und die Herzkranzgefäße so weit in Ordnung waren, dass wir den Eingriff riskieren konnten. Wir maßen Drücke in Herz und Lunge und schauten, ob irgendwo Engstellen waren.

Am OP-Tag bekam Emilya eine Vollnarkose. Ich öffnete ihren Brustkorb über die Mitte, machte eine Sternotomie, indem ich den Knochen aufschnitt und aufklappte. Da bereits durch die Glenn-OP das sauerstoffarme Blut aus Kopf und Armen über die obere Hohlvene direkt in die Lungenarterien floss, brauchte ich über das Fontan-Verfahren nun »nur« noch den unteren Körperkreislauf anzuschließen: Das Blut aus Bauch und Beinen, das über die untere Hohlvene zu Herz und Lunge befördert wird, verband ich mit den Lungenarterien – mit dem (nicht mehr ganz) neuen Verfahren für den cavopulmonalen Tunnel. Dazu verwendete ich einen künstlichen Schlauch, ein »extrakardiales Konduit« aus 16-Millimeter-Gore-Tex, und legte ihn außerhalb des Herzens von der unteren Hohlvene zur Lungenarterie. Dadurch floss das sauerstoffarme Blut nun ohne Pumpe in die Lunge.

In diese Verbindung zwischen der neuen Leitung und dem rechten Vorhof legte ich bewusst ein winziges Loch – eine Art Überdruckventil. Dieser Vorgang heißt Fenestration. Steigen die Drücke nach der OP kurzfristig zu stark an, kann ein kleiner Teil des Blutes diesen »Umweg« nehmen. Das erleichtert dem Kreislauf die Eingewöhnung, die Sauerstoffsättigung kann anfangs etwas niedriger bleiben. Wenn angebracht, würden wir später die Umleitung mittels Herzkatheter, ohne Operation, wieder verschließen.

Ich setzte gewissenhaft alle Nähte, um sicherzustellen, dass sie dicht waren, und gab das Signal, die Herz-Lungen-Maschine schrittweise zurückzufahren. Der Kreislauf des Mädchens lief stabil. Nachdem ich den Brustkorb wieder verschlossen hatte, verlegten wir Emilya auf die Kinderintensivstation. Das venöse Blut floss nun ohne Antrieb durch die Lunge und das sauerstoffreiche Blut wurde durch die verbliebene Herzkammer in den Körper gepumpt. Dass das Kind so weit gekommen war, bei all den genetischen und defektbedingten Schwierigkeiten, grenzt an ein Wunder. Da der neue Kreislauf am besten funktioniert, wenn der Lungengefäßwiderstand niedrig ist, wird Emilya nie so leistungsfähig sein wie mit einem normalen Zweikammerherz. Aber wir konnten ihren Kreislauf langfristig stabilisieren, und auch wenn wir nicht zaubern und das Mädchen heilen konnten, so haben wir doch seine Lebensqualität sowie Lebenserwartung verbessert.

Emilyas Blutsättigungswerte stiegen auf 90 Prozent. Ein Erfolg. Allerdings war das noch immer zu wenig, um so toben und rennen zu können wie andere Kinder, bei denen die Sättigung um die 95 Prozent beträgt. Sie würde kurzatmig bleiben und sich einbremsen lernen müssen, damit ihr nicht schwindelig wurde und sie Herzrasen bekam. Für einen Erwachsenen ist das eine verschmerzbare Einschränkung, für ein Kind kann das sehr frustrierend sein.

Manchmal, so weiß ich von ihrem Vater, war Emilya traurig darüber gewesen, dass sie nicht den gleichen Blödsinn wie ihre kleine Schwester Melanie machen konnte. Mit der Zeit entwickelte sie eine unterschwellige Angst und wurde sehr vorsichtig. Ihre Eltern passten auf, dass sich Emilya nicht übernahm, begannen, als sie die Unsicherheit ihrer Tochter bemerkten, sie zu motivieren, sich ein bisschen was zu trauen: auf einen Stuhl zu klettern, um Süßigkeiten aus dem Schrank zu holen beispielsweise. Immer waren das Dinge, die so ungefährlich waren, dass sie das Mädchen trotz seiner Krankengeschichte bewältigen konnte, gleichzeitig jedoch so fordernd, dass es daraus Selbstvertrauen zog.

*

Emilya ist inzwischen sieben Jahre alt, spielt gern mit ihrer Elsa-Puppe, der Hauptfigur aus ihrem Lieblingsfilm *Frozen – Die Eiskönigin* und geht in die Schule. Sie ist zu 50 Prozent eingeschränkt, muss ihr Essen abwiegen und vor allem auf die Fettzufuhr achten, um ihr System nicht zu sehr zu belasten. Denn nach Glenn- und Fontan-Eingriffen ist das Lymphsystem oft überfordert. Dorthin gelangen Nahrungsfette vom Dünndarm, bevor sie ins venöse Blut übertreten. Läuft dieses Lymphsystem über, sammelt sich fettreiche Lymphflüssigkeit zwischen Lunge und Brust. Das Kind kann Atemnot, Husten und Brustschmerzen bekommen.

Emilya schläft viel und sie wird ihr Leben lang Medikamente nehmen müssen, unter anderem Blutverdünner, um weitere Thrombosen zu verhindern. Das ist riskant, da eine Blutung kaum zu stoppen ist, sollte sie sich (schwer) verletzen. Doch dieses Risiko ist immerhin proaktiver kontrollierbar als ein Blutpfropfen, der sich unbemerkt und willkürlich bildet.

Johanna und Daniel müssen jeden Tag die Blutwerte und Körpertemperatur ihrer Tochter kontrollieren, damit mögliche Auffälligkeiten schnell abgeklärt werden können. Es ist ein Leben mit Einschränkungen. Aber es ist ein Leben; und Johanna und Daniel sind, so bekräftigen sie, »dankbar für jede Minute, die wir mit Emilya haben«. So dankbar, dass es ihnen manchmal richtig schwerfällt, mit ihrer Tochter zu schimpfen, wenn sie doch einmal Quatsch macht. Ganz normal. Wie Kinder in ihrem Alter es eben tun.

Kehrtwende zurück ins Leben – Vassilis Fall

Das Herz wird mitunter als Motor des Menschen bezeichnet – und in der Tat ist es eine Art Antrieb. Vielleicht faszinieren mich deshalb, neben dem menschlichen Herz, auch Autos so sehr. Ich habe unter anderem einen Oldtimer, ein Jaguar XJS Cabrio, in der Garage stehen. Ein wunderschönes Gefährt, dunkler Lack, zwölf Zylinder, ein echter Schatz. Wenn ich in Rente gehe, werde ich ihn tunen und restaurieren – inklusive Ledersitzen. Ich liebe das Geräusch von Motoren: das Brummen bei langsamem Tempo. Aber noch mehr das Sirren, wenn es richtig schnell über die Autobahn geht – wie jeden Freitagabend, wenn ich übers Wochenende zu meiner Familie nach Prag fahre.

Seit 27 Jahren pendele ich zwischen Leipzig und der tschechischen Hauptstadt, wo meine Frau und meine inzwischen erwachsenen Kinder leben. Das war von Anfang an die Absprache. Meine Frau hatte ihre eigene Karriere dort, sie war mittlerweile Zahnärztin. Meine Tochter und mein Sohn wollten im gewohnten Umfeld bleiben: in ihrer Schule, bei ihren Freunden. Dieser Lebensentwurf war nicht immer einfach, ich verpasste viele schöne, traurige, wichtige Augenblicke. Aber wenn ich da war, war ich da. Um zurückzukommen, musste ich allerdings erst einmal meinen tschechischen Führerschein für den dauerhaften Einsatz in Deutschland durch eine praktische Prüfung verifizieren; was mir erst im zweiten Anlauf gelang, weil ich übersehen hatte, dass zwar der Abbiegepfeil grün, die Hauptampel aber rot war. Ich hätte zweimal anhalten müssen, tat es aber nur einmal. Die Sorgfalt und Aufmerksamkeit, die ich im OP an den Tag legte, fehlte mir an diesem Tag wohl hinter dem Steuer. Im zweiten Anlauf bestand ich und habe seitdem Hunderttausende Kilometer auf der A17, A14 und

D8 zurückgelegt. Ich habe Glück, dass meine Familie das über all die Jahre mitgetragen hat, dass ihnen bewusst war, wie wichtig es für mich ist, diesen Beruf auszuüben, mit allen Herausforderungen und Opfern. Unter der Woche Job-Single, am Wochenende Ehemann und Vater: Dieses Konstrukt gab mir aber auch die Möglichkeit, mich an Werktagen quasi rund um die Uhr um meine kleinen Patienten zu kümmern. Was ich sehr konsequent tat und tue: Regelmäßig bin ich um sechs Uhr in der Klinik und bleibe bis 20 Uhr auf Station, um mir die Kinder nochmals anzusehen; das ist tatsächlich eher die Regel als die Ausnahme. Ich fühle mich für die kleinen Patienten verantwortlich, ich kenne sie und ihren Krankheitsverlauf. Sollte etwas nicht stimmen, erkenne ich das für gewöhnlich. Und ich weiß, was dann zu tun ist.

Nachdem ich mich in Leipzig eingearbeitet und mich als Leitung der Kinderherzchirurgie etabliert hatte, begannen wir, komplexe Operationen von sechs, acht Stunden Dauer durchzuführen. Wir waren erfolgreich, unser Renommee wuchs. Nach Feierabend lernte ich mit der *Tagesschau* und Sprach-CDs Deutsch, damit Ingrid Conradt, meine Teamleiterin im OP, mein Denglisch nicht ständig für alle übersetzen musste.

Lange Jahre hatte ich in Leipzig zwar ein Team um mich, war aber der einzige Kinderherzchirurg. Das bedeutete, wenn eine Operation anstand oder es einen Notfall gab, war ich gefragt. In der Anfangszeit stand ich phasenweise jeden Tag im OP, regelmäßig. Es kam durchaus vor, dass ich Urlaube unterbrach, Wochenenden verkürzte oder Privates hintanstellte, wenn eine Notoperation gemacht oder eine Komplikation behandelt werden musste. Auch an jenem Abend Anfang Dezember 2008.

*

Meinem Vater ging es gesundheitlich nicht gut, ich war auf dem Weg nach Prag, um einige Dinge zu klären, als mein Handy kurz vor Dresden klingelte. Es war Jörg Hambsch, der Oberarzt der Kinderkardiologie. »Martin, du musst kommen«, beschied er mir. Einem meiner Patienten, dem drei Monate alten Vassili Haase, war nach einer an sich gut verlaufenen sehr komplexen Herzoperation, der Norwood I, zu Hause das Herz stehen geblieben. Er wurde akut unter Reanimation auf die Kinderintensivstation aufgenommen. Als Notfall hat meine damalige Assistenzärztin Mi-Young Cho ihn nach dem Öffnen des Brustkorbes an die ECMO angeschlossen, eine kleine, externe Herz-Lungen-Unterstützung. Aber die Maschine funktionierte technisch nicht einwandfrei und die Sauerstoffsättigung des kleinen Jungen rauschte in den Keller – auf bis unter 50 Prozent. Er hätte mindestens 70 Prozent haben sollen.

»Jörg, ich bin kurz vor Dresden«, antwortete ich meinem Freund und Kollegen, »das dauert eine gute Stunde zurückzufahren.« Doch Dr. Hambsch ließ sich nicht beirren. Er bearbeitete mich, erklärte mir, dass sie es hinbekommen würden, den Jungen zu halten, bis ich käme. In der noch jungen Abteilung fehlte die Erfahrung. Schließlich lenkte ich ein: »Okay, Jörg. Ich komme.« Während der Rückfahrt besprach und klärte ich über Telefon alles Notwendige zur Behandlung meines Vaters, während ich in meinem Wagen mit 200 Stundenkilometern über die Autobahn jagte und die gut 100 Kilometer lange Strecke in etwas über einer halben Stunde schaffte.

Als ich in Vassilis Intensivzimmer stürmte, war der Junge trotz ECMO-Unterstützung in einem kritischen Zustand. Seine Werte hatten sich nicht wesentlich gebessert. Der Sauerstoffmangel war bedeutsam. Selbst wenn wir ihn zurückholen konnten, war es sehr wahrscheinlich, dass vermutlich zumindest sein Gehirn Schaden genommen haben könnte. Dennoch hatte ich mir fest vorgenommen, ihn nicht einfach so gehen zu lassen. Er hatte seinem schweren Herzfehler bisher so tapfer getrotzt. Ich wollte ihm eine Chance geben weiterzukämpfen.

*

Bei dem Jungen lag ein hypoplastisches Linksherzsyndrom vor, genau wie im Fall von Emilya. Auch Vassilis linke Herzhälfte war nicht richtig ausgebildet. Ab dem Moment, in dem die Diagnose stand, war deshalb klar, dass er mehrere Operationen brauchen würde, um den Blutkreislauf auf andere Weise zu sichern – und ihn überhaupt am Leben zu halten.

Für die Eltern, Emma und Alexander, war das ein Schock. Bis zur ersten Routineuntersuchung nach der Entbindung hatten sie geglaubt, ihr Junge sei gesund. Nichts hatte zuvor darauf hingedeutet, dass etwas nicht stimmen könnte. Zwar wird in Deutschland zwischen der 19. und der 22. Schwangerschaftswoche das Herz im Zuge der regulären Feindiagnostik genauer beurteilt. Allerdings können selbst starke Veränderungen wie beim HLHS in der frühen Schwangerschaft »normal« wirken, weil die Strukturen noch nicht ausgebildet sind, dem Arzt kann die Erfahrung mit solchen Defekten fehlen sowie die Technik oder der Grund für einen detaillierten Herzultraschall.

Die Eltern eines gesunden Jungen wurden von einer Minute auf die andere zu Eltern eines Kindes mit einem schweren Herzfehler. So schwer, dass wir schon drei Tage nach der Geburt eingreifen und den ersten von insgesamt drei Schritten durchführen mussten: das Norwood-Verfahren, das seit seiner Einführung im Jahr 1983 schon Tausenden Kindern das Leben gerettet hat. Auch Vassili würde mit seinem schweren Herzdefekt ohne einen entsprechenden Eingriff innerhalb weniger Tage sterben.

In diesem ersten Behandlungsschritt wurde bei einer Operation am offenen Herz mit Herz-Lungen-Maschine zuerst der Aortenbogen rekonstruiert, danach der Stamm der Lungenarterie von den Ästen abgesetzt und diese mit einem Patch erweitert. Die Lungenarterie wurde an die Aorta aufgenäht, wie bei einem Bypass, um eine Durchblutung des Körpers sicherzustellen. Dies geschah dann durch die rechte Herzkammer, welche die fehlende linke ersetzte. Das Vorhofseptum wurde erweitert, und am Ende wurde ein Gore-Tex-Röhrchen von 3,5 Millimetern zwischen Hauptschlagader und Lungenarterie gelegt, um die Durchblutung der Lunge zu gewährleisten. Die linke Herzkammer, der normalerweise diese Aufgabe zufiel, war nicht arbeitsfähig oder besser: gar nicht vorhanden.

Der Junge steckte die Operation gut weg, er war stabil, als er auf die Intensivstation verlegt wurde. Seine Eltern dagegen gerieten ordentlich ins Wanken, als sie ihn so daliegen sahen: mit Schläuchen im Körper, die wahlweise zu Flaschen mit Infusionen und Lösungen oder zu piependen, blinkenden Geräten führten. Mit einem Tubus in der Luftröhre für die künstliche Beatmung und rundherum anderen Kindern, die ebenso aussahen. Überlebenskampf statt Familienglück. Emma kamen die Tränen, während Alexander darum rang, Haltung zu bewahren. Beide wussten, dass dies die erste von mehreren Operationen gewesen war und dass sie sich an diesen Anblick würden gewöhnen müssen. Wie viele Eingriffe es tatsächlich werden würden und wie knapp es für ihren Sohn noch werden würde, ahnte zu diesem Zeitpunkt noch niemand.

Vier Wochen dauerte es, bis sich der Junge langsam von der schweren operativen Belastung erholt hatte. Ende Oktober wurde er nach Hause entlassen. Etwa einen Monat lang hatten die drei, zusammen mit den älteren Brüdern Michail und Sergej, einen Alltag wie eine ganz normale Familie. Dann, Anfang Dezember, bekam Vassili Bauchweh. So schlimm, dass der Kleine vor Schmerzen brüllte. Wie von Sinnen war er, ließ sich nicht beruhigen, weder durch gutes Zureden noch durch sanftes Wiegen oder Bauchkraulen. Dann plötzlich war er still. Von einer Sekunde auf die andere war sein kleiner Körper erschlafft, die Lippen waren blau verfärbt. Sofort war Emma am Telefon und rief den Notarzt. Alexander schaute paralysiert zu, wie seine Frau ihren Sohn wiederbelebte. Wenig später öffnete er mechanisch die Tür, um die Sanitäter hereinzulassen. Die übernahmen die Reanimation und brachten Vassili schließlich in die Klinik. Das war der Moment, in dem mich Jörg Hambsch auf meinem Weg nach Prag telefonisch abfing und zum Umkehren bewegte.

*

Als meine Assistenzärztin Dr. Cho Vassilis Brustkorb bereits wieder geöffnet und die ECMO angeschlossen hatte sowie nach der Ursache für den Herz-Kreislauf-Stillstand suchte, war ich zurück in der Klinik und konnte übernehmen. Es gelang uns, den Jungen zu stabilisieren, doch es stellte sich heraus, dass der Shunt, den wir gesetzt hatten, zugegangen war.

Das passiert leicht bei einer so filigranen Prothese, die bei Vassili nur 3,5 Millimeter im Durchmesser hatte. Ein Verschluss durch ein Blutgerinnsel, wie in diesem Fall, kann auftreten, wenn das Kind eine Blutgerinnungsstörung hat, aber auch durch Fieber. Die damit verbundene Entzündung im Körper setzt nämlich Signalstoffe frei, die die Blutgerinnung aktivieren. Ob Vassili neben der Unruhe auch eine erhöhte Temperatur hatte, ließ sich nun nicht mehr feststellen. Fakt aber war: So zugesetzt, wie Vassilis Shunt war, konnte kein Blut mehr durch den Körper zirkulieren und damit auch kein Sauerstoff. Ist die Blutversorgung in die Lunge unterbrochen, kann das Baby keinen Sauerstoff bekommen und dann ist ganz schnell Schluss. Wir verlieren hier in Leipzig wenige Kinder. Aber die meisten, die wir verloren haben, sind an einer solchen Komplikation gestorben.

Vassili hatte meiner Einschätzung nach jedoch eine Chance. Hier ließ sich noch etwas retten, die Ursache der Komplikation war klar: die undurchlässige Prothese. Normalerweise hätte ich den Shunt ausgetauscht, das geht schneller und ist sicherer. Denn der Shunt-Durchmesser wird geringer, wenn ich den Schlauch öffne und neu vernähe. Bei filigranen Gebilden, wie dem in Vassilis Herz, erhöht sich mit jedem verlorenen Millimeter die Gefahr, dass der Shunt endgültig zu eng wird und dadurch erneut verstopft. Bei dem wenige Wochen alten Neugeborenen war ein Austausch aber nicht möglich: Der Bereich war so vernarbt und verwachsen, dass ich beim Herausnehmen eine Menge Gewebe und Strukturen zerstört hätte. Also schnitt ich den bestehenden Shunt auf, säuberte ihn, nähte ihn wieder zu und hoffte, dass trotz des geringeren Durchmessers genügend Blut hindurchfließen konnte.

Falls nicht und um im Notfall schneller reagieren zu können, ließen wir Vassilis Brustkorb offen und den Jungen weiter an die ECMO angeschlossen. Die Wunde des offenen Brustkorbes ist in solchen Fällen mit einer Kunststoffmembran bedeckt, die mit der Haut vernäht ist. Diese Membran ist so hauchdünn, dass man das Herz durch sie hindurchsehen kann, schützt aber wirkungsvoll vor Bakterien, Keimen und Pilzen.

Rund eine Woche lang war alles okay, wir waren kurz davor, den Brustkorb zu verschließen und zu testen, ob wir die ECMO zurückfahren können. Da stürzte Vassilis Sauerstoffsättigung erneut ab und mit ihr sein Herz-Kreislauf-System. Wir mussten ein zweites Mal reanimieren, ein zweites Mal war die Ursache ein Pfropfen im Shunt, und ein zweites Mal öffnete ich den verstopften Schlauch, reinigte und verschloss ihn. Es waren bange

Tage für seine Eltern. Jeden Morgen kamen sie in die Klinik, ohne zu wissen, ob es das letzte Mal war, dass sie ihren Sohn lebend sahen.

*

Wie durch ein Wunder berappelte sich Vassili nach einer Weile auf der Intensivstation. So sehr verbesserte sich der Zustand des kleinen Kämpfers, dass wir ihn sogar von der Maschine nehmen konnten. Bis März wollten wir ihn aber auf jeden Fall noch bei uns behalten. Dann wäre er fast sechs Monate. Ein Alter, so hofften wir, in dem Vassili kräftig genug wäre und die Lungenschlagader eine gute Größe haben könnte, um die nächste Stufe seiner Herzkorrektur durchzustehen: die Glenn-Operation, bei der obere Hohlvene und Lungenschlagader verbunden werden und das Kunststoffröhrchen zwischen der Haupt- und der Lungenschlagader entfernt wird. Bei all der Aufregung um den verstopften Shunt war Vassilis eigentliche Großbaustelle, die fehlende Herzhälfte, etwas in den Hintergrund getreten.

Grundsätzlich sollte die auch Norwood II genannte Glenn-Operation innerhalb der ersten vier bis sechs Lebensmonate gemacht werden, spätestens aber im ersten Lebensjahr. Denn bleibt das Kind zu lange mit Shunt-Kreislauf, könnte der Shunt zu klein werden und zu Sauerstoffmangel führen. Auch das Risiko für Herzversagen oder Shunt-Komplikationen steigt, wenn man mit dem zweiten Eingriff zu lange wartet. Und Komplikationen hatte der kleine Vassili wirklich genug gehabt.

Bevor wir den Operationstermin ansetzten, prüften wir per Katheter, ob Vassilis Gefäße in Ordnung waren. Das ist für die Glenn- beziehungsweise Norwood-II-Operation wichtig, denn anders als bei Arterien gibt es bei den großen Venen, wie eben der oberen Hohlvene im Brustkorb, an die die Lungenschlagader angesetzt wird, keine Ersatzwege. Alternativen für die Glenn-Verbindung sind im menschlichen Körper nicht vorhanden. Außerdem muss das Blut ungehindert und mit normalem Druck durch die Venen strömen können. Das geht nur, wenn diese nicht eingeengt und gut durchgängig sind.

Bei Vassili war das nicht der Fall, ergaben die Bilder der röntgenologischen Bildgebung, der sogenannten Angiografie, via Katheter, den wir über Vassilis Leiste in Richtung seines Herzens vorgeschoben hatten. Die Glenn-Operation musste warten. Stattdessen galt es nun, über das Einsetzen eines größeren Shunts mit fünf Millimeter Durchmesser Zeit zu gewinnen.

Für die Eltern begann erneut das bange Warten in Ungewissheit, ob sie ihren Sohn nochmals lebend in die Arme schließen könnten. Doch überstand der kleine Junge nicht nur den Eingriff. Während der Operation zeigte sich auch, dass sich die ursprünglich geplante nächste Stufe, die Glenn-Anastomose, doch würde durchführen lassen. Die Gefäße waren bei direkter Betrachtung in besserem Zustand, als die Bilder nahegelegt hatten. Manchmal ist die Natur auch gnädig.

Ich disponierte spontan um auf den ursprünglichen Plan A und setzte statt eines neuen Shunts die obere Hohlvene vom Herz ab und nähte sie direkt an die rechte Pulmonalarterie, die Lungenschlagader. 68 Minuten später war Vassili wieder auf der Intensivstation und seine Eltern unendlich erleichtert, dass diese kritische Stufe geschafft war und sie ihren Sohn, sollte sich sein Zustand nicht wieder verschlechtern, bald mit nach Hause nehmen durften. Seine beiden Brüder, Michail und Sergej, hatten Vassili regelmäßig besucht. Sie wussten, dass sie vorsichtig mit dem Nesthäkchen umgehen mussten, und machten ihre Sache ganz hervorragend. Nie zerrten sie an ihm oder knufften ihn, sondern spielten ihm geduldig Kinderlieder aus plüschigen Spieluhren vor oder hielten ihm Spielzeug vor die Nase, das auf Knopfdruck blinkte und Geräusche machte. Es gefiel ihnen, wenn ihr Bruder die Augen staunend aufriss und die Ärmchen nach den Spielsachen ausstreckte.

Vassili erholte sich gut. Da er recht klein und leicht geblieben war, fütterten die Eltern ihn mit kalorienreicher Spezialmilch, schrieben ganz genau auf, wann er wie viel zu sich genommen hatte – und auch hier halfen Michail und Sergej eifrig mit. Ihr kleiner Bruder lernte sprechen und laufen und ging mit der Familie in den Wildpark. Es war gut so. Es war die Pause, die sie nach Vassilis turbulentem Start ins Leben gebraucht hatten. Emma und Alexander war bewusst, wie wertvoll diese Zeit war. Denn ein letzter Eingriff, die dritte Norwood-Operation, stand ihnen noch bevor.

*

Als Vassili drei Jahre alt war, komplettierten wir seinen neuen Blutkreislauf mit der Fontan-Zirkulation oder auch Norwood III. Dabei legte ich den Blutkreislauf so um, dass die funktionsfähige rechte Herzkammer dauerhaft die Aufgaben der nicht ausgebildeten linken übernimmt. Dieser letzte Schritt heißt auch totale cavopulmonale Anastomose, kurz TCPC, was für *total cavo-pulmonary connection* steht. Hierbei wird auch die untere Hohlvene, die das Blut aus dem Körper zurückführt, über eine Gore-Tex-Prothese an die Lungenschlagader angebunden. So kann das Blut passiv fließen, allein durch den Druckunterschied zwischen Körpervenen und Lungengefäßen. Es braucht das Herz nicht als »Pumpe« in die Lunge.

Um diese »Umleitung« zu legen, nähte ich eine künstliche Gefäßprothese ein, die das Blut von der unteren Hohlvene in die Lungenarterie leitet, wie ich es auch bei Emilya getan hatte.

Die Operation verlief reibungslos, Vassilis Kreislauf übernahm die Funktion gut, und nach etwas mehr als zwei Stunden konnten wir den Brustkorb des Jungen wieder verschließen. Nach all der Gegenwehr, die Vassilis Körper uns entgegengesetzt hatte, nach all den Komplikationen, schien es nun fast so, als habe sein Organismus mit jedem Eingriff besser verstanden, dass ihm die »Bauarbeiten« halfen. Er sträubte sich nicht mehr, sondern arbeitete mit. Mit für einen so schweren Defekt und komplizierten Verlauf hervorragendem Ergebnis.

*

Oktober 2012 war das bis dato letzte Mal, dass wir Vassili operiert haben. Einige Wochen nach dieser letzten Korrekturstufe schaute er mit seinem Vater noch einmal bei uns in der Klinik vorbei, um sich zu bedanken: mit Fliege um den Hals und einem großen Glas Kaviar. Inzwischen kommt der mittlerweile 18-Jährige nur noch alle drei Jahre zur Kontrolle, bisher ohne Auffälligkeiten. Mit fünf durfte er in den Kindergarten gehen, mit sieben kam er in die Schule. Sein Gehirn arbeitet ganz normal, der Herz-Kreislauf-Stillstand hat keine Strukturen zerstört. Als Jüngster eiferte er seinen beiden älteren Brüdern nach, die Taekwondo und Breakdance übten, allerdings mit angezogener Handbremse und nur im Kinderzimmer statt im Verein. In der Schule liebte er den Sportunterricht, auch wenn – oder gerade weil – er keine Noten bekam. Vassili meistert sein Leben bis heute großartig. Bald steht der Schulabschluss an, dann möchte der junge Mann eine Ausbildung machen, irgendetwas Kaufmännisches. Von seinem ersten Lohn will er sich dann erst einmal was gönnen: neue Klamotten vielleicht oder tolle Sneakers. Dann möchte er sich mit Anlagestrategien beschäftigen und sparen – vielleicht, um mal nach Barcelona zu reisen, um seinen

Lieblingsklub live zu sehen. Vassili wird sein Leben lang Medikamente nehmen müssen, er wird immer klein und zierlich bleiben, weniger belastbar sein. Aber das hält ihn nicht davon ab, das Leben zu genießen, offen Kontakte zu knüpfen und mit seinen Freunden rauszugehen. »Warum auch«, fragt er, »ich kenne es ja nicht anders.«

Über das Sterben

Das Licht im Raum ist gedimmt. Es ist leise, der dicke Teppich nimmt jedes Geräusch auf. Er dämpft Schluchzen, Flüstern, Schritte. Dort drüben liegt Timo, elf Jahre, im Trikot seines Lieblingsfußballvereins. FC Bayern München, was sonst? Gestern noch hatte er mit rosigen Wangen der Krankenschwester, die ihm sein Frühstück gebracht hatte, erzählt, dass er mit seinem Papa bald wieder ins Stadion gehen wolle. Joshua Kimmich findet er toll, vielleicht bekommt er zum Geburtstag das neue Trikot.

Nun hat der Junge die Augen geschlossen, sein Gesicht ist blass, die Haut wächsern. Ich stehe mit seinen Eltern vor ihm, den Blick gesenkt, schweigend. Es ist alles gesagt, was zu sagen war. Im Angesicht des Todes erscheint jedes Wort banal.

Auf einmal war da nichts mehr. Kein Herzschlag, kein Atem. Die Maschinen still. Der OP-Saal wie erstarrt. Bei Operationen wie der von Timo liegt die Mortalitätsrate bei drei Prozent. Sehr gering. Lediglich eine Pulmonalklappe sollte ausgetauscht werden. Wir hatten das Auslassventil der rechten Herzkammer im Säuglingsalter eingesetzt, und da die biologische Prothese vom Kalb nicht mitwuchs, wollten wir sie durch eine größere ersetzen. Reine Routine. Auf die Hirnblutung war niemand vorbereitet gewesen. Keinerlei Anzeichen hatte es dafür gegeben. Doch plötzlich war sie da und hatte das Leben des Kindes innerhalb von Minuten ausgelöscht. Timos Blut war verklumpt, eine Gerinnungsstörung, die mir vorher nicht bekannt gewesen war. Sonst hätte ich den Jungen nie operiert.

Eine solche Situation, dass ein Kind chirurgisch bedingt stirbt, ist extrem selten hier in Leipzig. Wir verlieren in einem Jahr zwei bis vier Patienten, die Frühmortalität liegt im Schnitt bei unter einem Prozent. Insgesamt verlieren wir drei bis vier

Prozent der Kinder langfristig. Das ist fast schon überirdisch in einem komplizierten medizinischen Bereich wie dem meinen, in dem es zu einem großen Teil um kleinste Kinder mit angeborenen Herzfehlern geht.

»Chirurgisch bedingt« bedeutet, dass das Kind auf dem OP-Tisch stirbt oder in den 30 Tagen nach dem Eingriff. Das ist die Grenze zur Spätmortalität, danach ist die Todesursache in aller Regel eine andere als der Eingriff: Komplikationen wie eine Infektion bis hin zur Blutvergiftung, Herzrhythmusstörungen oder Pumpversagen beispielsweise.

Die meisten kleinen Patienten, die wir verlieren, sind mit rund 70 Prozent die, die nur eine Herzhälfte haben. Andererseits wären sie ohne unser Eingreifen gar nicht lebensfähig. Eine Überlebensrate dieser Patienten von 86 Prozent, wie wir sie haben, bedeutet für sie also eine riesige Chance. 14 Prozent Mortalität relativieren sich, wenn auf der anderen Seite der 100-prozentige Tod steht.

Kinder mit beiden Herzhälften, die mit angeborenem Herzfehler versterben, machen 30 Prozent der Sterbefälle aus, davon wiederum sind 30 Prozent Reoperationen. Das sind Kinder, deren Defekt wir nicht mit einer Operation beheben konnten, sondern ein zweites Mal oder mehrfach eingreifen mussten. Da wir dafür nicht selten unter Kreislaufstillstand arbeiten, wird die Herz-Lungen-Maschine angehalten – und in dem Moment ist der Patient klinisch tot. Er ist ohne Herzschlag, ohne Atem, bewusstlos, ohne Kreislauf und Sauerstoffversorgung. Diese Situation belastet trotz starker Abkühlung, die den Sauerstoffverbrauch im Gewebe deutlich reduziert, den Organismus sehr, deswegen ist das Sterberisiko bei sehr komplexen Mehrfachoperationen höher.

Letztere Fälle, wie auch der von Timo, wenn bereits ältere Kinder bei einer solchen Reoperation sterben, sind die schlimmsten. Ist ein Baby gerade erst geboren und schon nicht überlebensfähig, ist die Bindung der Eltern eine andere. Sie haben das Kind noch nicht als kleine Persönlichkeit kennengelernt, es gab keinen Alltag mit ihm, keine gemeinsamen Erinnerungen sind entstanden, keine lieb gewonnenen Rituale. Es gibt kein Lieblingsessen, kein Lieblingsspielzeug, keinen Lieblingsverein.

Der Abschied von einem Patienten im Kleinkind-, Kindes- oder Teenageralter, der eine gute Prognose hatte, gute Aussichten auf einen positiven Krankheitsverlauf, mit dem die Eltern fest verbunden waren, ist niederschmetternd. Vor allem dann, wenn es das einzige Kind eines Paares im fortgeschrittenen Alter war. Ende vierzig, Anfang fünfzig – ohne die Chance, ein weiteres Baby zu bekommen. Ein solcher Verlust ist etwas komplett anderes als der eines Neugeborenen mit extrem schwerem Fehler. Wenn ich hier alles versucht habe, aber das Kind es nicht geschafft hat, war die Natur stärker und hat es uns weggenommen. So sehe ich das mittlerweile. Diesen Blickwinkel einzunehmen, habe ich in meiner fast 40-jährigen Laufbahn gelernt. Auch wenn es hart klingt. Anders ist es, wenn wir das Kind im ersten Schritt sehr gut operiert haben, ein zweiter Eingriff ansteht und es diesen dann nicht überlebt.

Wenn das Kind an sich beschwerdefrei in die Klinik gekommen ist. Wenn Herz, Lunge, alle Organe gut funktioniert haben und die Operation optimal gelaufen ist, aber Komplikationen, die wir nicht erahnen und bei denen wir nicht gegensteuern konnten, alles zunichtemachen ... Das den Eltern zu erklären, ihnen diese Nachricht zu überbringen, dass ihr Kind bei einer planmäßigen Operation, die ein normales Risiko von wenigen Prozent beinhaltet, nach erfolgreichem Eingriff nicht mehr da ist, sind die schwierigsten Situationen für mich. Bisher haben solche Fälle nur etwa vier Prozent meines beruflichen Lebens ausgemacht, etwas mehr als 90 Fälle in den 27 Jahren in der Kinderherzchirurgie Leipzig.

Natürlich überprüfen wir vor einem Eingriff jede Menge Werte und Parameter. Aber alles bis ins kleinste Detail zu untersuchen wäre weder von den Kapazitäten her möglich, noch könnte das hiesige Gesundheitssystem das finanziell stemmen. Deshalb gibt es immer wieder Patienten mit versteckten Problemen, die wir vor der Operation nicht diagnostizieren können. Wir wissen nicht, dass dieses oder jenes Risiko explizit bei der Operation lauert. Wir haben unsere Protokolle durchgeführt wie gewöhnlich, aber am Ende treten doch schwerste Komplikationen auf und wir verlieren die Kinder. Das ist katastrophal. Es kommen Zweifel, Fragen: Was wäre, wenn ich den Patienten nicht operiert, wenn ich das Kind nicht angefasst hätte?

Viele Defekte, viele Komplikationen können wir auffangen, reparieren, rekonstruieren. Oft lässt sich das Kind retten. Selbst wenn es nach dem Eingriff zu einem Herz- oder Herz-Lungen-Versagen kommt, können wir mit ECMO die technische Brücke anbieten für die Erholung. Für einen unterstützten Übergang (zurück) ins Leben. Sehr häufig berappeln sich die Kinder. Aber es gibt eben auch diese fatalen Komplikationen, bei denen gar nichts hilft. Wobei auch die ECMO nichts ausrichten kann.

*

Ich brauche nach solchen Katastrophen – denn nichts anderes ist der Tod eines »meiner« Kinder – zwei Tage, um das Geschehene zu verarbeiten. Jeden Schritt gehe ich dann nochmals durch, prüfe, ob wir an irgendeiner Stelle etwas anders hätten machen können. Anders hätten machen müssen. Jeden Todesfall schreibe ich akribisch auf, mit Alter, Gewicht, bekannten Vorerkrankungen, aufgetretenen Komplikationen und Dutzenden weiteren Informationen zu dem Jungen oder Mädchen und meinem Vorgehen. Ich muss analysieren, ob ich beim nächsten Mal etwas anders machen kann, anders machen muss. Sonst kann ich nicht mit gutem Gewissen, mit gutem Selbstbewusstsein an den OP-Tisch zurückkommen. Beides ist Voraussetzung, sonst kann ich nicht operieren.

Meist komme ich zu dem Schluss, dass wir nichts hätten tun können. Doch wenn es etwas gibt, dann will ich nachschauen können, was warum damals zum Tod geführt hat, und erst dann entscheide ich, ob ich das Risiko eingehe, bei einem Kind mit ähnlichen Voraussetzungen den gleichen Eingriff zu machen. Oft tue ich es nicht. Bei Timo habe ich operiert, weil ich wollte, dass er 65, 70 Jahre lang lebt. Hätte ich das Komplikationsrisiko gekannt, hätte ich es nicht getan. Dann wäre er 25, 30 Jahre alt geworden, bis die Natur ihren Tribut verlangt hätte – aber er wäre 14 oder gar 19 Jahre länger am Leben gewesen, als er es war.

Man steht im Abschiedsraum mit den Eltern, die am Boden zerstört sind, und ist der Letzte, der das Kind lebend bewegt, berührt, angefasst hat. Ich bin es, der berichten muss, wie das alles war, weshalb das passiert ist. Manchmal habe ich keine Antwort.

Dann, wie grundsätzlich immer, ist meine einzige Strategie in so einer Situation absolute Ehrlichkeit. Die Eltern kommen mit vollem Vertrauen für die (zweite) Operation in die Klinik. Sie wissen, dass ich für jeden Patienten kämpfe wie für mein eigenes Kind. Sie kennen die Risiken und erklären schriftlich ihr Einverständnis zu dem Eingriff. Aber wenn doch etwas passiert, ist da oft ganz viel Schuldgefühl. Obwohl niemand schuld ist. Die Eltern und ich, wir haben das gemeinsam entschieden, weil wir es für richtig hielten, angesichts dessen, was wir wussten. Angesichts der Fakten, der Erfahrung. Die

Eltern wollten das Beste für ihr Kind. Ich wollte das Beste für ihr Kind.

Es ist extrem wichtig, Selbstvorwürfe beiseitezulassen, zu versichern, dass ich alles getan habe. Dass wir mit dem Ziel entschieden haben, Lebensqualität und Lebenserwartung zu verbessern.

Man muss trösten, bekräftigen, dass wir beide, die Eltern und ich, mit dem besten Gewissen die Operation, die Behandlung angegangen sind. Dass diese fatale Komplikation unser Können, unsere Kenntnisse und Erfahrung ausgeschaltet hat. Zu akzeptieren, dass wir absolut nichts machen konnten, ist für alle Beteiligten, Eltern, das Team und mich, am schwersten.

*

Katrin war 13 Jahre alt, als sie eine größere mechanische Klappe bekommen sollte. Sie war ein ruhiges, aber fröhliches Teenagermädchen, das gern mit seinen Freundinnen zum Bummeln in die Stadt ging, Schoko-Milchshake mit Sahne in der Eisdiele trank und richtig gut in Mathe war. Die Operation verlief hervorragend, nach 60 Minuten war es geschafft. Wir leiteten die Herz-Lungen-Maschine aus. Die ist Pflicht bei einem solchen Eingriff. Damit das Blut nicht in den Schläuchen verklumpt, müssen wir Heparin geben, ein Antikoagulationsmittel, das die Blutgerinnung verlangsamt, indem es das Blut »dünner« macht. Um diesen Effekt auszuschalten, als Katrins eigener Kreislauf wieder übernehmen sollte, gaben wir – wie immer – Protamin. Das ist ein Medikament, das die Blutgerinnung wiederherstellt und das Heparin mehr oder weniger neutralisiert. Normalerweise ist das kein kritischer Schritt. Was wir jedoch nicht wussten, war, dass Katrin eine Gerinnungsstörung hatte. Sobald ihr Blut mit dem Protamin in Berührung kam, verklumpte es. Da waren Gerinnsel über Gerinnsel, welche die Schläuche und Gefäße verstopften. Das Mädchen verstarb noch auf dem Tisch, innerhalb von fünf Minuten. Eine solche Reaktion kommt einmal pro 3000 Fälle vor. Hätte ich davon gewusst, hätte ich Katrin nicht angefasst. Jetzt zu den Eltern gehen und ihnen in verständlicher Weise erklären zu müssen, was gerade passiert war – selbst noch unter Schock –, das war eine große Herausforderung.

Noch heute blitzt beim Einsatz von Protamin, also bei jedem Eingriff mit Herz-Lungen-Maschine, kurz der Gedanke an diesen Vorfall in meinem Kopf auf. Ab dem Moment, in dem man so etwas erlebt, weiß man, dass die Möglichkeit existiert und dass es – wenn auch sehr selten – wieder passieren kann. Diese Erfahrung, dass die Gerinnung überschießt und sich Thromben bilden, war für mich bisher einmalig, aber sie hat große Spuren hinterlassen.

*

Manchmal mache ich auch Fehler. Wie jeder Mensch. Ursache ist dann für gewöhnlich die Indikation, also der Grund, warum ich mich im individuellen Fall für diese oder jene Behandlung entscheide. Und dass diese Behandlung dann nicht die optimale ist; zum Beispiel wenn ich eine Operation in einem Schritt machen möchte, die man auch auf zwei aufteilen könnte: erst einen, um das Überleben zu sichern, dann den großen, korrigierenden, wenn das Kind kräftiger ist und sich weiterentwickelt hat. Einen Schritt zu überspringen könnte zu viel sein für das Kind. Stirbt es, war meine Entscheidung fehlerhaft. Da gibt es nichts zu diskutieren; und auch wenn das nur in fünf Prozent der Fälle vorkommt, muss ich mich dem stellen. Zu verdrängen wäre fatal. Denn wer verdrängt, vergisst. Wir Menschen können uns schon nicht mehr im Detail an den Sommerurlaub vor zwei Jahren erinnern – also an etwas (hoffentlich) Positives. Negative Geschehnisse radiert unser Gehirn meist geradezu aus. Was mitunter eine durchaus sinnvolle Schutzfunktion sein kann, wäre in meinem Beruf eine Katastrophe. Ich darf nicht vergessen, ich muss aus Fehlern lernen, um sie nicht zu wiederholen.

Es gibt ein lateinisches Sprichwort, das frei übersetzt lautet: Die Toten lehren die Lebenden. Das trifft auf die Medizin absolut zu. Als Mitte der 50er-Jahre die ersten Herz-Lungen-Maschinen in den USA eingesetzt wurden, starben 95 Prozent der Patienten, die daran angeschlossen wurden. Selbst für Menschen, die nicht todkrank waren, war die Belastung durch die noch nicht ausgereiften Maschinen so groß, dass sie nicht überlebten. Doch die Maschinen wurden schnell besser, bereits nach vier Jahren überlebten die meisten Menschen deren Einsatz. Es klingt schrecklich. Aber ohne diejenigen, die deshalb ihr Leben gelassen haben, wäre ein solcher Fortschritt nicht möglich gewesen. Gewinne durch Verluste ist die (grausame) Substanz meines Fachs. Damit Letztere möglichst gering bleiben, darf ich meine Fähigkeiten nicht überbewerten. Ich muss realistisch bleiben.

Deshalb ist das Mindeste, was ich tun kann, Fehler nicht zu wiederholen und aus Erfahrung zu lernen. Ich kann meine Liste mit den fatalen Ausgängen jederzeit aufmachen und weiß dann ganz genau, mit welcher Diagnose, welchem Eingriff, welchem Alltag, mit wie viel Kilogramm das Kind kam, was ich gemacht habe und was die Todesursache war. Ich kontrolliere die Abläufe. Und ich kontrolliere mich selbst. Ich will sofort abrufen können, was damals ist passiert ist, damit ich es heute nicht wiederhole.

*

Wenn sich, während ich operiere, Komplikationen oder eine gefährliche Situation ergeben, werden die Eltern sofort davon in Kenntnis gesetzt. Wir rufen aus dem Saal die Kinderintensivstation an, welche die Informationen weitergibt. Mutter und Vater werden schrittweise darüber informiert, was schon passiert ist, und dass sich das Ganze nicht komplikationsfrei entwickelt hat. Mir ist es wichtig, dass sie genau über die Lage Bescheid wissen. In den seltensten Fällen versterben die kleinen Patienten aber im OP, meist kommen sie lebend auf die Intensivstation. Ich fahre mit ihnen und übergebe sie an das dortige Team mit Arzt, Schwestern, Assistenten. Sie bekommen einen kompletten Bericht darüber, was wir gemacht haben, in welchem Zustand das Kind ist und warum und welche Prognose es hat. Sie wissen, ob die Überlebenschancen sehr schlecht sind oder das Kind eine gute Chance hat, sich zu erholen, hier auf der Intensivstation mit ECMO und allen modernen technischen Möglichkeiten, die wir vor Ort haben.

Auf der Intensivstation gibt es immer wieder kritische Phasen. Die Patienten brauchen eine perfekte Betreuung, denn auch wenn die Operation sehr gut gelaufen ist, sind die Kinder danach gefährdet. Es können Infektionen entstehen, eine Blutvergiftung, Thrombosen ... Intensivstationen sind entstanden, weil Patienten nach chirurgischen Eingriffen, nach einer Anästhesie, spezielle Überwachung gebraucht haben. Oft schaue ich nach Feierabend nochmals dort vorbei, um zu kontrollieren, ob mit »meinen« Kindern alles in Ordnung ist. Ich habe die meiste Erfahrung, ich kenne die Krankengeschichte, die Operation im Detail. Wenn es zu einem Notfall kommt, bin ich sehr wahrscheinlich der Handlungsfähigste. Wie beim kleinen Vassili aus dem vorherigen Kapitel, als dessen Herz-Kreislauf-System nach einem erfolgreichen Eingriff plötzlich kollabierte und ich von Prag zurückraste, um ein Blutgerinnsel aus seinem Shunt zu holen. Damals war ich der einzige Kinderherzchirurg im Klinikum Leipzig. Alles hing an mir. Heute ist das zum Glück anders, ich habe einen hervorragenden Stellvertreter.

Wenn man als Arzt mit dem Verlust, mit dem Tod konfrontiert wird, muss man sich überlegen, wie man das Gespräch mit den Eltern beginnt. Wie man erklärt, wie der Befund im Detail war, was uns dazu geführt hat, den Eingriff zu indizieren, den Brustkorb aufzumachen und zu operieren. Oft fragen sie: Warum jetzt? Das Kind hat ganz normal gelebt, war in der Schule, hat Sport gemacht ...

Wenn ich alles gut erkläre, in Ruhe und verständlich die Situation darstelle, verstehen die meisten Eltern es. Bei Fachlichem bin ich sicher. Fragt aber eine Mama, ein Papa: »Warum ist das unserem Kind passiert?«, dann habe ich keine Antwort. Es ist Natur, Gott, Schicksal, wie auch immer man es nennen mag.

Eine Herzoperation ist ein Eingriff in die Integrität des Organismus. Wir müssen den Brustkorb komplett aufmachen, wir müssen die Herz-Lungen-Maschine anschließen. Wir müssen das Herz stilllegen, die Lunge stilllegen. Alles ist abhängig von einer Maschine, während wir reparieren, füllen, beleben, ausleiten. Das ist eine unvorstellbare Belastung für den Körper, für all seine Systeme. Wenn eine normale Operation etwa 20 Prozent Belastung bedeutet, sind es bei Eingriffen am Herz 80 Prozent durch den künstlichen Herzstillstand. Und künstlich ist, im Grunde genommen, gegen die Natur. Die schalten wir aus. Oft lässt sie das zu. Manchmal nicht. Sie kann sich wehren – oder uns überraschen.

*

Der Tod ist für mich durch die Arbeit deutlich weniger erschreckend geworden. Es ist ein wichtiger Teil meines Berufs, wie ich ihn betrachte, wie ich mit ihm umgehe. Jeder Todesfall ist ein Albtraum, aber ich kann nicht jedes Mal, wenn mir der Tod begegnet, schwächeln. Könnte ich es nicht verarbeiten, dass ein Kind stirbt, dann wäre ich nach zehn Patienten am Ende.

Abstumpfen darf ich aber auch nicht. Würde ich merken, dass ich eine solche Einstellung entwickle, würde ich aufhören. Ich brauche keine Betäubungsmittel, keine Verdrängung, ich brauche Verarbeitungsstrategien. Doch allein dadurch, dass bei uns so selten ein Kind stirbt, haben die weder ich noch mein Team verinnerlicht. Jeder Verlust bedeutet, von Grund auf neu verarbeiten zu lernen.

Unser Team ist eingespielt und stark. Neben meinem Stellvertreter Dr. Marcel Vollroth gibt es Oberärztin Dr. Sabine Meier, die ich über neun Jahre zu einer geschickten Chirurgin ausgebildet habe und die das gesamte Spektrum der Kinderherzchirurgie beherrscht, sowie Muhammed Aydin, der sich zur Zeit, als dieses Buch entstand, gerade auf Studienaufenthalt in Washington befand und sich nach seiner Rückkehr um erwachsene Patienten kümmern wird. Da gibt es die Kinderanästhesisten Dr. Aniruddha Janai, Dr. Nadeen Habib Khalil, Dr. Anna Flo Forner, die allesamt Dr. Wilfried Bellinghausen ausgebildet hat, und die Perfusionsspezialisten an der kleinen Herz-Lungen-Maschine um Leiter Hans-Martin Vincenz: Michael Walther, Jörg Naumann und andere, die speziell für Kinder ausgebildet sind. Die Kinderkardiologen, ein Team aus verschiedenen Spezialisten: neun Oberärzte, sechs Fachärzte und sechs Assistenzärzte unter der Leitung von Professor Ingo Dähnert, das uns eine genaue Diagnose liefert, die Patienten auf die OP vorbereitet und auf der Intensivstation nachbetreut. Und natürlich die Kinderkrankenschwestern und -pfleger, die einen riesigen Anteil an der Behandlung haben und die Kinder nach den Eingriffen bestens betreuen. Ohne sie und unsere enge Zusammenarbeit würde die Kinderherzchirurgie nie die optimalen Ergebnisse erreichen. Umso härter trifft es alle, wenn ein Kind nicht überlebt.

Ich selbst bin nicht der Mediziner, der sich nur um das Medizinische kümmert. Ich leide mit – und das ist wichtig.

*

Tod ist nicht gleich Tod. Er ist immer eine individuelle Geschichte, die von der Lebenssituation mitgeschrieben wird: ob die Familie andere Kinder hat oder die Eltern allein bleiben. Wie alt das Paar ist und ob es weitere Kinder haben kann. Wie unvermittelt und in welchem Alter ihnen ihr Sohn, ihre Tochter entrissen wurde. All das ziehe ich in Betracht, bevor ich mit ihnen spreche. All das ist meine Verantwortung, wenn ich das Kind auf dem Tisch habe. Wenn es der einzige Sohn, die einzige Tochter schon älterer Menschen ist und stirbt, dann war es das. Die Eltern haben das Familienleben für immer verloren. In solchen Fällen nimmt mich der Tod am härtesten mit. Aber auch sonst trifft er mich jedes Mal wie ein Blitz. Er hinterlässt mich sprachlos, schockiert, ungläubig. Warum habe ich versagt?

Oft war es nicht meine Schuld. Aber ich bin ihnen schuldig, es nicht nochmals geschehen zu lassen. Ich muss von ihnen lernen. Eine Überlebensquote von 100 Prozent ist kein realistisches Ziel. Aber es ist eines, das mich jeden Tag motiviert, alles zu geben.

Kämpfer mit Komplikationen – Tims Fall

»Herzkrank – das sind doch bloß alte Leute«, ging es Sascha Schweigert durch den Kopf, als er mit seiner Frau Tina in einer gynäkologischen Praxis in Leipzig saß. Tina war im vierten Monat schwanger, ein Junge. Sascha, der bereits zwei fast erwachsene Töchter hatte, freute sich auf einen Jungen, mit dem der Fernfahrer toben und Ball spielen konnte, wenn er nicht auf Tour war. Doch dann hatte der Arzt festgestellt, dass das Herz des Kindes »nicht normal« aussah. Das müsse man sich genauer anschauen, empfahl er; und neben weiteren Untersuchungen wurde das Kind auch gleich bei uns in der Kinderherzklinik »angemeldet«. Der kleine Tim kam nämlich mit einem sehr komplexen angeborenen Herzfehler auf die Welt, der schnellstmöglich operiert werden musste: »Funktionell univentrikuläres Herz« heißt er in der Medizin. Vereinfacht gesagt arbeitet bei ihm nur eine Herzkammer effektiv. Zusätzlich gab es mehrere Besonderheiten an Herzklappen, Trennwänden und großen Blutgefäßen: Er hatte eine Trikuspidalatresie, bei der die Klappe zwischen rechtem Vorhof und rechter Herzkammer fehlt. Es gab eine enge Stelle am Aortenbogen, eine Aortenisthmusstenose, die großen Arterien waren vertauscht, Tim hatte mehrere Löcher in den Herzscheidewänden – einen Vorhof- und einen Ventrikelseptumdefekt – und im linken Ventrikel spannte sich eine Membran, die dort gar nicht hingehörte und den Blutfluss aus der Lunge behinderte.

Nach der Geburt würde er nicht allein überlebensfähig sein, da das Blut ohne Behandlung nicht zuverlässig durch den Körper und die Lunge fließen konnte. Den werdenden Eltern wurde geraten, das Kind auf natürlichem Weg, ohne Kaiserschnitt, auf die Welt zu bringen. Denn so würde es länger an der Nabelschnur hängen und dank der direkten Versorgung über seine Mutter die eigenen Überlebenschancen verbessern.

Mit zwei Wochen Verspätung wurde Tim schließlich geboren. Auf den ersten Blick ein gesunder Junge, der die Welt mit einem kräftigen Brüllen begrüßte. Da aber alle Umstehenden wussten, dass dem nicht so war, wurde er sofort gemessen und gewogen und dann in einem Inkubator zu uns in die Kinderherzklinik gebracht. Seine Mutter bekam ihn gar nicht zu Gesicht, sein Vater nur kurz beim ersten Check. »Das war das einzige Mal, dass ich ihn als normales Kind gesehen habe«, sagt er heute.

Tim stand eine lange Krankengeschichte bevor. Noch aber wussten das weder Sascha und Tina noch wir im Kinderherzzentrum. Wir gingen davon aus, dass wir sein Leben mithilfe einer mehrstufigen Operation nicht nur retten, sondern auch recht angenehm gestalten könnten. Dieser Korrekturvorgang, den wir auch bei Vassili und Emilya in den beiden vorangegangenen Kapiteln angewandt hatte, besteht aus drei großen Schritten, die in den ersten Lebensjahren nacheinander durchgeführt werden: der Norwood-Operation im Neugeborenenalter, damit das Blut zuverlässig in den Körper gelangt und die Lunge über einen künstlichen »Umweg« mitversorgt wird. Der Glenn-Operation im Säuglingsalter von etwa einem halben Jahr, bei der das sauerstoffarme Blut aus dem oberen Körperbereich direkt in die Lunge geleitet wird. Und der TCPC oder Fontan-Komplettierung im Kleinkindalter, wobei auch das sauerstoffarme Blut aus dem unteren Körperbereich ohne den Druck eines pumpenden Herzens direkt in die Lunge geleitet wird. Bei Emilya und Vassili hatte dieses Prozedere angesichts der Komplexität und Schwere der Eingriffe gut funktioniert, selbst wenn beide mit Komplikationen zu kämpfen gehabt hatten.

Auch bei Tim sah zunächst alles gut aus. Zwar waren im Nachhinein ein paar kleinere Korrekturen notwendig, wie das Aufdehnen des Shunts oder das Ableiten von Flüssigkeit, die sich durch die Medikamente, die er bekam, einlagerte, indem wir ihn mit einer Hohlnadel punktierten, die wir in seinen Körper einführten. Immer mal wieder bekam er Fieber. Wir mussten ihn ruhigstellen, um sein ohnehin geschwächtes Immunsystem und Herz nicht noch weiter zu belasten. Für die Eltern war es schwer, ihr Kind mehr oder weniger permanent sediert zu sehen. Der Kleine schlief fast die ganze Zeit, musste aktiv umgelagert werden, um keine Druckstellen zu bekommen, überall steckten Schläuche und wanden sich Verbände. Während Eltern gesunder Kinder froh sind, wenn der Nachwuchs mal nicht schreit, hätten Tina und Sascha sich gewünscht, dass Tim einmal so richtig laut brüllte. Wie nach der Geburt. Aber er blieb stumm. Und schlief.

*

Nach einem Dreivierteljahr durfte der Junge das erste Mal nach Hause. Da hatte er die zweite OP schon hinter sich. Langsam berappelte sich der kleine Mann, entwickelte sich gut, wenn auch leicht verzögert. Statt zu krabbeln, rollte er lediglich über den Boden. Erst mit eineinhalb Jahren, und damit am oberen Ende der Statistik, lernte er laufen. In seiner Bewegung blieb er sehr unsicher. Er sprach undeutlich und reagierte oft nicht auf Geräusche in seinem Umfeld oder auf Ansprache. Es stellte sich heraus, dass Tim eine Gleichgewichtsstörung hatte, schlecht riechen konnte und kaum etwas hörte. Das ist oft eine Nebenwirkung von Antibiotika in so jungem Alter. Diese Arzneimittel, die Infektionen durch Bakterien bekämpfen, können ototoxisch wirken, also die Innenohrstrukturen schädigen. Das liegt daran, dass bei Neugeborenen die Stoffwechselaktivität und die Nierenfunktion noch nicht ausgereift sind und die Wirkstoffe langsamer abgebaut werden, wodurch sie länger in höherer Konzentration im Körper verbleiben. Die Gleichgewichtsstörungen des Jungen waren vermutlich durch die Schädigung des Hörorgans bedingt.

Außerdem war er extrem anfällig für Infekte, er hatte teils so starke Fieberkrämpfe, dass Tina den Notarzt rief. Die kleine Familie kapselte sich ab, damit sich das Kind nirgends infizieren konnte. Aufgrund einer Blutgerinnungsstörung, ein weiterer Defekt, der bei Herzfehlern und deren Behandlung oft vorkommt, entwickelte sich sofort ein riesiges, fast schwarzes Hämatom an allen möglichen Körperstellen, wenn sich Tim auch nur leicht irgendwo stieß. Es war nervenaufreibend für seine Eltern. Aber das Trio richtete sich in diesem Leben ein, die Familie fand einen Alltag, der sich für sie einigermaßen normal und zu bewältigen anfühlte – und in dem immer ein paar Matchbox-Autos herumflogen, das einzige Spielzeug, das den Jungen interessierte.

*

Dann, Tim war ungefähr dreieinhalb Jahre alt, kam die dritte, die abschließende Operation: im Februar 2011, an Tinas Geburtstag, der nun auch ein neues Leben für den kleinen Tim einläuten sollte. Aber es kam komplett anders. Sein Organismus verkraftete die Fontan-Operation nicht. Erneut sammelte sich Flüssigkeit im Körper des Kindes an, diesmal in den Brustfellen, er entwickelte einen Pleuraerguss, und im Bauch in Form eines sogenannten Aszites. Abschnitte der Lunge fielen zusammen, sodass wir Tim zwischenzeitlich beatmen mussten. Das Gravierendste war aber eine Infektion hinter dem Brustbein, die sich durch den Keim *Serratia marcescens* entwickelt hatte. Dieses Bakterium ist für gesunde Menschen ungefährlich, kann bei einer Immunschwäche, wie sie Tim hatte, aber schwerste Infektionen auslösen. Bei ihm war es eine Mediastinitis, eine Entzündung des Körperbereichs, in dem sich Herz, Thymusdrüse, bestimmte Lymphknoten und Teile der Speiseröhre, Aorta, Schilddrüse und Nebenschilddrüse befinden. Der Junge wurde kurzatmig und bekam Fieber. Dann entwickelte er auch noch eine schwere Blutvergiftung, eine Sepsis.

Mehrfach mussten wir den Brustkorb öffnen, um infiziertes Knochengewebe zu entfernen. Eineinhalb Monate verbrachte Tim auf der Intensivstation, so schlecht ging es ihm. Im Schnitt verlegen wir Kinder seines Alters nach mehreren Tagen auf die Normalstation. Der kleine Junge kämpfte nach wie vor mit Komplikationen. An einem Tag im April 2011 sollten diese ihren lebensbedrohlichen Tiefpunkt erreichen: Tina saß am Bett ihres Sohnes, wie jeden Tag seit dem dritten Eingriff. Sie war leicht weggedöst, es gab wenig zu tun, wenig Ablenkung, als ein Röcheln sie abrupt wieder in die Realität riss. Als sie sich mit vor Angst geweiteten Augen ihrem Sohn zuwandte, war der blau angelaufen, bekam ganz offensichtlich keine Luft. Jeder Atemzug hörte sich an, als würde man Kies durch ein Stahlrohr kippen. Und dann stoppte das Geräusch. Tina bekam Panik. Ihr Kind atmete nicht mehr!

Die Monitoringgeräte hatten bereits angeschlagen, Ärzte und Schwestern stürmten in den Raum, begannen mit der Reanimation, 30, 40 Minuten. Als Tim ein Tubus in den Rachen gesteckt werden sollte, um ihm beim Atmen zu helfen, stieß der Schlauch auf einen Widerstand. Da steckte etwas im Hals des Kindes. Dieses Etwas sollte sich als *Bronchial casts* erweisen: gummiartige Schleim- und Eiweißverklumpungen, die wie verästelte Abgüsse der Bronchien aussehen und oft durch Lymph- oder Proteinlecks begünstigt werden. *Bronchitis plastica* heißt dieses Phänomen, mit dem ich damals zum ersten Mal in meiner Karriere konfrontiert war.

Im neu gelegten Fontane-Kreislauf hatte der Körper Fett und Eiweiß abgestoßen, die sich zu einer Art Zweikomponentenkleber zusammengepappt und die Bronchien blockiert hatten. Das kommt geschätzt einmal in 100 000 Fällen vor – und ich musste erst einmal mit Kollegen aus anderen Herzzentren sprechen, um zu verstehen, was sich hier abspielte und was sich dagegen tun ließ. Schließlich fanden wir ein Medikament für Erwachsene, das wir Tim in sehr reduzierter Konzentration inhalieren ließen und das ihm half.

Zur Entlastung seines Herz-Kreislauf-Systems legte ich außerdem eine kleine »Sicherheitsöffnung«, eine Fenestration, zwischen dem Konduit und dem rechten Vorhof an und hielt die Gefäßprothese mit einem Stent offen. Über diese Öffnung, eine Art »Ablassventil«, wurde zwar die Sauerstoffsättigung gesenkt, aber der Gesamtkreislauf stabilisiert, wenn der Druck im Fontan-Kreislauf zu hoch wurde. Sobald wir eine »Baustelle« geschlossen hatten, brach die nächste auf. Es war wie verhext.

Am Ende entschlossen wir uns, aufgrund der immer wiederkehrenden Probleme, das Brustbein nicht mehr zu verschließen. Es war durch das viele Öffnen und Schließen, die ständigen Eingriffe, extrem instabil geworden. Immerhin hatte der Knochen nur drei Jahre Zeit gehabt, um zu wachsen und stabil zu werden. Längenwachstum und Mineralisation sind normalerweise erst zwischen dem 16. und 20. Lebensjahr abgeschlossen.

Damit Tim mit offenem Brustkorb weiterleben konnte, setzten wir zunächst einen Schwamm in die Brusthöhle ein, der entzündliche Flüssigkeit absaugen sollte. Später legten wir den *Musculus pectoralis*, den Brustmuskel, so um, dass er den fehlenden Teil des Brustbeins ersetzte und den Brustkorb etwas stabilisierte. Um den Muskel herum schlossen wir das Sternum und legten über den Pectoralis einen Hautlappen, einen Flap, um den Brustkorb zu verschließen.

Dieses bei Erwachsenen übliche Vorgehen ist bei Kindern nicht vorgesehen, da der Muskel zu klein ist und die Nebenfolgen einer solchen OP bei Kindern schädlich sein könnten. Doch mein Kollege Klaus Bomke, ein Facharzt für Herzchirurgie, machte sich bezüglich der sogenannten Flap-Plastik schlau und adaptierte sie für den kleinen Tim. Bei diesem chirurgischen Eingriff wird Gewebe aus der direkten Umgebung einer Wunde oder eines Defekts gelöst, verschoben und so vernäht, dass es die betroffene Stelle bedeckt. Das Besondere: Das Gewebe bleibt dabei mit seiner Blutversorgung verbunden. Dadurch heilt es meist besser und stabiler als eine Hauttransplantation, bei der Gewebe vollständig von einer anderen Stelle entnommen wird. Der Chirurg schiebt quasi ein Stück Nachbargewebe über die Lücke. Dabei wird es wie eine kleine Klappe, ein Flap, aufgeklappt, verschoben oder gedreht.

*

Seit dieser Korrektur hatte Tim nur noch kleinere Katheteruntersuchungen und Eingriffe – zum Tausch des Shunts auf einen größeren Durchmesser – zu bewältigen. Er durfte nach Hause zu seinen Eltern, ging in den Kindergarten und er besucht aktuell eine Schule für Menschen mit Behinderung. Tina und Sascha sind froh, dass er es geschafft hat zu leben. Sie würden ihren Sohn nicht hergeben wollen, auch wenn Tim in vielerlei Hinsicht eingeschränkt ist: Neben den Gleichgewichtsstörungen, der Riech- und Hörbeeinträchtigung ist durch die Reanimation eine geistige Behinderung zurückgeblieben. Seine Zähne sind schief und angeschlagen, da der Junge so oft und so lange einen Schlauch im Rachen hatte. Ein Nasenloch ist durch die Kanülierung stark vergrößert, die Nasenscheidewand nach rechts gedrückt. Er spricht sehr verwaschen und undeutlich.

Mit seinen 17 Jahren wiegt er nur 33 Kilogramm, ist sehr dünn und seine Knochen brechen schnell. Trotzdem hat Tim gelernt, Fahrrad zu fahren. Er schaut gern Fußball, identifiziert mit der Genauigkeit eines fotografischen Gedächtnisses jede Automarke schon aus der Ferne und kennt dank seines Globusses, auf dem er sich die verschiedenen Länder anschaut, fast alle Hauptstädte weltweit. Er hilft gern beim Kochen, hat schwimmen gelernt und geht mit seiner jüngeren Schwester und seinen Eltern auch mal in die Stadt zum Einkaufen – obwohl er sein Geld eigentlich lieber spart, als es auszugeben.

Im Alltag ist er stabil, aber eingeschränkt belastbar: Eine bis zwei Etagen Treppensteigen sind machbar, danach braucht er eine Pause. Manchmal hustet er nachts Sekret ab. Aber Warnzeichen wie unklare Bewusstseinsstörungen, Ohnmachtsanfälle, Herzrhythmusstörungen oder Ödeme hat er nicht. »Er muss ein bisschen selbstständiger werden«, wünscht sich sein Vater für ihn. Allein leben können wird er aber nie. Seine Eltern wollen ihn bei sich behalten. In eine Einrichtung möchten sie ihn nicht geben, denn sie finden: »Er macht das alles angesichts der Umstände richtig gut.«

Neue Wege wagen – Mias Fall

Magdalena Fischer stand am Regal mit den Süßigkeiten und studierte die Nährwertangaben einer Packung Gummibärchen. Sie wollte ihrer jüngsten Tochter Mia gern eine Freude machen. Das Mädchen war in den vergangenen Jahren – und vor allem in den letzten paar Monaten – so tapfer gewesen.

Eigentlich mochte Mia lieber Milchschokolade. Aber die hatte definitiv zu viel Fett. Nur Lebensmittel mit maximal 0,6 Prozent Fett durfte ihr Kind derzeit aufnehmen – immerhin 0,5 Gramm mehr als noch vor drei Wochen. Fett ist schwer zu verdauen. Die Energie, die dazu nötig ist, belastet das Herz-Kreislauf-System. Und das hatte bei Mia schon genug mitgemacht.

Die mittlerweile Achtjährige war im Oktober 2016 mit einem komplexen Herzfehler zur Welt gekommen: Nichts war dort, wo es sein sollte. Und einiges erst gar nicht vorhanden. Mias linker Herzteil war stark unterentwickelt, auch hier lag ein hypoplastischer linker Ventrikel vor. Die großen Blutgefäße verliefen falsch, und die Mitralklappe, die den linken Herzvorhof von der linken Hauptkammer trennt, war nicht angelegt, das Mädchen hatte eine Mitralatresie. Aufgrund einer Pulmonalatresie war die Klappe zwischen Herz und Lunge verschlossen, die zentralen Äste der Lungenschlagader waren nicht angelegt, gar nicht vorhanden, auf beiden Seiten nur kurze Gefäßreste – und das gesamte Herz lag auch noch spiegelverkehrt im Brustkorb. Dextrokardie nennt man das in der Medizin. Unschwer vorstellbar, dass Mia ohne Korrektur nicht hätte überleben können.

Als ihre Eltern, Magdalena und Roy, bei einer Feindiagnostik in der Schwangerschaft von den vielen Defekten erfuhren, brauchten sie erst einmal ein paar Tage, um die neue Situation zu verarbeiten. Wie konnte die Natur denn so viele Fehler bei einem einzigen Organ machen? Bei ihren beiden anderen Kindern, dem damals siebenjährigen Jan und der viereinhalbjährigen Alva, war alles reibungslos verlaufen: die Schwangerschaft, die Geburt, und bis jetzt hatten beide nie etwas Schlimmeres gehabt als eine Grippe. Ihr ungeborenes Nesthäkchen schien das nun mehr als aufzuholen.

Um ganz sicher zu sein, holten Magdalena und Roy noch die Meinungen zweier weiterer Ärzte ein. Doch bald stand fest: Irrtum ausgeschlossen. »Ich habe mich dann ganz schön in die Thematik hineingebohrt, damit ich verstehe, was mit Mia ist. Und ich wollte es ihren Geschwistern ja auch einfach erklären können«, erinnert sich Magdalena, die es als Lehrerin gewohnt ist, mit Kindern zu kommunizieren. Irgendwann wurde es ihr aber doch zu viel: »Ich wäre psychisch kaputtgegangen. Deshalb habe ich aufgehört, immer neue Informationen zu suchen, und einfach den Ärzten vertraut.«

Die wiesen sie zwei Wochen vor dem errechneten Geburtstermin ins Krankenhaus in der Universitätsklinik Leipzig ein. Für den Fall, dass auch dann sofort gehandelt werden konnte, wenn die Geburt schon früher losginge. Aber Mia wartete geduldig. Sie kam pünktlich – und schnell. Kurz durfte ihre Mutter sie in den Arm nehmen. Ein flüchtiger Kontakt, ein schnelles Streicheln der weichen Babywangen, dann wurde der Säugling weggetragen, um einige Untersuchungen durchzuführen. Die bestätigten die zuvor gestellte Diagnose und verfeinerten sie, was hilfreich für die Korrektur war, die wenige Tage später erfolgen sollte. Die Zeit bis dahin verbrachte Mia in Leipzig auf der Intensivstation. Jeden Tag schleppte sich Magdalena von der Wöchnerinnenstation zwei Stockwerke nach unten, um ihr Kind zu sehen. »Es war komisch, sie nicht bei mir zu haben und nicht zu wissen, was Phase ist«, sagte sie. Aber im Herzzentrum Leipzig war gerade noch kein Platz für Mia frei. Sobald sich das geändert hatte, wurde das Mädchen für die erste von drei geplanten Operationen im Krankenwagen zu uns gebracht. Roy und Magdalena fuhren hinterher und bezogen ein Elternapartment auf dem Klinikgelände. Auf Jan und Alva würden die Großeltern so lange aufpassen.

*

Im ersten Schritt sollte der Ductus dauerhaft offen gehalten werden – die temporäre »Versorgungsluke«, die ein Baby im Mutterleib noch braucht, nach der Geburt aber nicht mehr. Ich setzte auf der rechten Seite ein von der Aorta zur Lungenarterie ziehendes kleines Röhrchen, einen Shunt, ein, um die rechte Lungenseite mit Blut zu versorgen, denn der Ductus würde sich – wie von der Natur vorgesehen – nach und nach schließen. Das ist wie ein kleiner Bypass, bei Mia nur 3,5 Millimeter im Durchmesser. Dank dieses Röhrchens würde das Blut erst einmal weiterfließen und Mias knapp 4000 Gramm schweren Körper mit Sauerstoff versorgen können.

Weil die Blutversorgung zu den beiden Lungenflügeln bei dem kleinen Mädchen nicht gleichmäßig funktionierte und die rechte und linke Lungenarterie keine Verbindung miteinander hatten, musste ich etwas »tricksen«. Für die linke Lunge genügten Stents im Ductus. So würde das Neugeborene erst einmal zurechtkommen. Die Kleine hielt sich tapfer, die Operation verlief ohne Probleme.

Nachdem sich Mia auf Station etwas erholt hatte, durften ihre Eltern sie mit nach Hause ins sächsische Burkhardtsdorf nehmen. Da war das Mädchen etwa einen Monat alt und so stabil, dass es zwar einen Monitor brauchte, um eventuelle Komplikationen in der Nacht oder beim Mittagsschlaf rechtzeitig zu erkennen. Andere »Hilfsmittel«, wie etwa die Magensonde, über die Mia in der Klinik noch ernährt worden war, brauchte sie aber nicht mehr. Im Wachzustand war sie äußerlich ein ganz normales Baby.

Wir wollten warten, bis das Kind etwa sechs Monate alt und etwas gewachsen war, um den zweiten Operationsschritt, die Glenn-Anastomose, durchzuführen. Und sie entwickelte sich gut. Allerdings ging es Mia um den geplanten Zeitpunkt herum nicht gut genug für einen Eingriff. Sie kam mit einer heftigen Lungenentzündung per Hubschrauber zu uns, und wir stellten bei der Untersuchung fest, als wir den hauchdünnen Katheter unter röntgenologischer Bildgebung über Mias Leiste nach oben zum Herz schoben, dass sich der Shunt zugesetzt hatte. Das musste korrigiert werden, bevor wir wie eigentlich geplant die obere Hohlvene, die das Blut aus Kopf und Armen »sammelt«, direkt an die Lungenarterie anschließen und so das Blut ohne Pumpleistung des Herzens in die Lunge fließen lassen konnten.

Also entfernte ich den verstopften kleinen Shunt, setzte einen – mit vier Millimeter Durchmesser – etwas größeren ein und erweiterte so die Engstelle. Ein notwendiger, aber belastender Eingriff. Bei einem so kleinen Menschen innerhalb weniger Monate den Brustkorb zweimal zu öffnen, ist riskant. Ein drittes Mal würde bedeuten, leichtsinnig mit dem Leben des Mädchens zu spielen. Deshalb beschlossen wir, Mia bis zur Glenn-Anastomose mehr Zeit als üblich zu geben. Sie sollte sich erholen, weiterwachsen und stabiler werden. Eine große Operation wie der Umbau der oberen Hohlvene wäre für sie dann besser zu verkraften.

*

Zwei Jahre alt war Mia, als die Lungenarterien in der Peripherie des Herzens genug gewachsen waren, um die zwei Glenn-Anastomosen rechts und links durchzuführen. Sind sie zu schwach ausgebildet, fließt nicht genug Blut in die Lunge, ohne das Herz als Druckgeber, das bei dieser OP umgangen wird. Der Eingriff würde allerdings eine Anpassung erfordern, denn statt einer hatte das Mädchen zwei obere Hohlvenen. Ich musste also auf beiden Seiten eine Umleitung legen. Die Stents links durchtrennte ich, isolierte die Lungenarterien und verband die linksseitige obere Hohlvene mit der linken Lungenschlagader. Die rechtsseitige Hohlvene schloss ich, nachdem ich den damals gelegten Shunt entfernt hatte, direkt an die rechte Lungenschlagader an. Auch diesen Eingriff steckte die tapfere Mia sehr gut weg. Nach zehn Tagen durfte Mia bereits wieder nach Hause. Es war eindrucksvoll, wie das kleine Mädchen trotz seiner komplizierten Herzfehler lachte, spielte ... und vor allem lebte.

Anfangs war jedoch besonders Mama Magdalena noch sehr vorsichtig mit ihrem jüngsten Sprössling. Ständig hatte sie die Antennen ausgefahren: Atmete Mia normal, war das wirklich nur Bauchweh oder doch etwas Ernsteres, sollte ihre Tochter wirklich so viel herumrennen? Nur langsam beruhigte sich das hochgefahrene Alarmsystem der jungen Frau.

Um die Infektionsgefahr für Mia zu verringern – bei Herzfehlern ist das Herz-Kreislauf-System stärker belastet und Krankheiten wirken schwerer –, brachten Roy und Magdalena sie statt in die Kita zu einer Tagesmutter. Das bedeutete morgens einen Umweg, aber auch ein deutlich ruhigeres Gefühl für die beiden in den Stunden, in denen sie arbeiteten.

Allmählich pendelte sich der Alltag der Familie Fischer ein. Mia entwickelte sich weiter gut. Sie war ein fröhliches Kind und »wäre sicher eine gute Sportlerin geworden ohne ihren Herzfehler«, ist Magdalena überzeugt. Das Mädchen entpuppte sich als wahrer Wirbelwind, der sich von seinem schwachen Herz nicht groß beeindrucken ließ. Sie wollte überall dabei sein, alles mitmachen, Neues ausprobieren. Mia sprang gern auf dem heimischen Trampolin und liebte es, mit dem Familienhund und der Katze zu spielen und zu kuscheln.

Obwohl ihr die starke Einschränkung anzumerken war und Mia schnell außer Atem kam, war sie fast immer gut gelaunt. »Sie hatte schon immer eine unglaubliche Energie«, lächelt Magdalena heute, wenn sie an ihre Jüngste denkt. Noch heute macht Mia nur Ruhepausen, wenn sie mit ihrer Switch-Konsole spielt.

*

Immer wieder machten wir Katheteruntersuchungen, um zu schauen, ob die Gefäße schon so weit gewachsen waren, um die Gefäßreste mit einer künstlichen Prothese verbinden zu können und so die zentralen Äste der Lungenschlagader »herzustellen«, damit wir den letzten Schritt durchführen konnten: die TCPC-Operation (*total cavo-pulmonary connection*), bekannt auch als Fontan-Eingriff. Hierbei wird auch die untere Hohlvene, die für den Bluttransport aus Bauch und Beinen zum Herz zuständig ist, von ihrem Weg getrennt und mit einem Kunststoffröhrchen direkt an die Lungenarterie angeschlossen. Gelingt das, fließt das gesamte sauerstoffarme Blut über die Lunge. Das Herz als Pumpe und Transporthilfe wird für diesen Ablauf ausgeschaltet und die eine vorhandene Herzkammer entlastet.

Bei Mia gab es jedoch ein Problem: Die zentralen Pulmonalarterien, die rechte und linke Lungenarterie miteinander verbinden, waren nicht angelegt. Es gab deshalb keine zentrale Lungenschlagader, an die ich die Prothese anlegen und die Operation so hätte komplettieren können. Ich war ratlos. Kann ich zwischen Wirbelsäule und erweiterter Aorta für eine künstliche Gefäßprothese Platz finden, wird diese Prothese nicht zugedrückt werden und die TCPC am Ende nicht funktionieren? Alles das kommunizierte ich den Eltern ehrlich. »So ein Szenario hatte ich noch nie. Ich weiß nicht, ob eine Korrektur hier möglich ist«, erklärte ich ihnen nach langer Überlegung, ob sich nicht doch eine Möglichkeit fände. Zu diesem Zeitpunkt war Mia etwa sechseinhalb Jahre alt, und ich sah kein Vorgehen, das so aussichtsreich erschien, dass ich es für vertretbar gehalten hätte.

Magdalena und Roy waren verzweifelt, denn der Herzdefekt belastete ihre Tochter nun doch zunehmend. Über die Monate wurde sie immer weniger belastbar. Keine 50 Meter konnte sie mehr am Stück gehen, ohne Atemnot zu bekommen.

Nachdem ich den beiden wenig Hoffnung hatte machen können, sprachen sie mit den Kollegen in Berlin und holten sich dort eine Zweitmeinung ein. Aber auch diese sagten ihnen: »Keine Chance. Nie gesehen. Hier kann man nichts machen.« Magdalena und Roy fielen in ein tiefes Loch. So weit waren sie gekommen. So viel hatte ihr Kind geschafft. Und auch wenn sie von Anfang an um das Risiko wussten, dass etwas nicht läuft wie erhofft, traf sie die Realität nun wie ein Baseballschläger. Sie konnten doch nicht einfach aufgeben und hinnehmen, dass ihr Kind litt … und starb, noch bevor es ein zweistelliges Alter erreicht haben würde.

Nach langem Hin und Her beschlossen sie, in den USA anzufragen. Roy ist Amerikaner. Magdalena und er hatten sich während eines Auslandsjahrs in London kennengelernt. Warum es also nicht in seiner alten Heimat versuchen?

Boston, wo ich hospitiert hatte, ist extrem erfahren in der Kinderherzchirurgie und immer auf dem neuesten Stand der Wissenschaft – den die Kollegen dort teils mitprägen. Wenn, dann bestand dort eine kleine Chance, eine Lösung zu finden, wie Mias Herz doch noch repariert und gerettet werden könnte.

*

Tatsächlich fanden die Kollegen vom Boston Children's Hospital eine Möglichkeit: Sie schlugen vor, die zentrale Pulmonalarterie zu ersetzen, beide Lungengefäße, die nur in der Peripherie vorhanden waren, zu verbinden und in diese neue Lungenschlagader eine zweite Prothese von der unteren Hohlvene durch den rechten Vorhof durchzuziehen und auf die neu angelegte Lungenschlagader aufzunähen. Rund eine Million Dollar sollte der Versuch kosten – und Mias Eltern waren durchaus bereit, sich darauf einzulassen. Auch wenn das bedeutete, sich für das Überleben ihrer Tochter finanziell zu ruinieren.

Allerdings sagten sie nicht zu, ohne mir vorher den Vorschlag zu präsentieren. Ich begleitete die Familie seit Jahren, kannte Mias Diagnosen in- und auswendig. Wenn jemand beurteilen konnte, ob dieser Angang sinnvoll war, so waren Roy und Magdalena überzeugt, dann war ich das.

In der Tat erschien mir der Ansatz interessant. Ich studierte ihn eingehend, war aber noch nicht ganz überzeugt. Eine Korrektur war möglich, aber es gab sicherlich einen besseren Weg als diesen. Also setzte ich mich hin und recherchierte. Tagelang. Schließlich kam ich zu dem Schluss, dass es besser sei, nach Anlage der neuen Lungenschlagader die zweite Gefäßprothese von der unteren Hohlvene nicht durch das Herz des Mädchens zu legen, sondern außerhalb Herzens linksherum, wie eine Umgehungsstraße. Das würde nur Vorteile bringen. Wir würden den Herzstillstand vermeiden. Wir müssten nicht den Vorhof aufschneiden, denn davon resultierende Narben könnten später zu Rhythmusstörungen führen, und wir würden die Prothese nicht durch das Herz legen müssen, was das Risiko von Gerinnselbildung und Schlaganfall erhöhen könnte.

Wir machten zunächst eine Katheteruntersuchung sowie eine Computertomografie und aus diesen Daten eine Rekonstruktion mittels 3D-Virtual-Reality, um die echte anatomische

Lage darzustellen und zu prüfen, ob ein solches Vorgehen bei Mia grundsätzlich möglich war. Die Chancen standen meiner Meinung nach fifty-fifty. Klappte es nicht, würde ich alles wieder zurückbauen müssen. Auch hier machte ich den Eltern keine Illusionen. Sie müssen besonders genau über die Risiken informiert sein, um eine Entscheidung zu treffen, mit der sie leben können – egal, ob sie zum erhofften Ergebnis führt oder schlimmstmöglich endet.

Magdalena und Roy stimmten zu, es auf meine Art zu versuchen. Mit meinem Team erstellte ich ein 3D-Modell, eine Virtual-Reality-Version von Mias Herz vor und nach dem Eingriff, um exakt sehen zu können, was wo zu tun war. Ich recherchierte nächtelang, studierte Techniken, Vorgehen, entwarf unterschiedliche Szenarien und überlegte mir Lösungen für verschiedene potenzielle Komplikationen. Als es am 18. Juni 2025 dann so weit war, konnte ich eine Operation, die ich trotz meiner jahrzehntelangen Erfahrung noch nie durchgeführt hatte, herunterspulen wie ein Gedicht im Schulunterricht. Jeder Schritt wirkte vertraut, eingeübt, im Fluss.

Das Schicksal belohnt diejenigen, die mutig *und* vorbereitet sind. Davon bin ich überzeugt. Nur mutig zu sein endet in meinem Beruf im Desaster. Doch bei Mia war es wie bei einer Choreografie. Ein Tanz ohne auch nur den geringsten Fehltritt. Nach etwas mehr als vier Stunden lag das Kind wieder auf der Intensivstation. Stabil und am Leben. Für einen Bruchteil der Summe, die Boston aufgerufen hatte – und die in Mias Fall obendrein die Krankenkasse übernehmen würde, da es sich um einen lebensnotwendigen Eingriff bei einem Kind unter 18 Jahren handelte.

*

Roy und Magdalena, die während der Operation versucht hatten, sich bestmöglich abzulenken, war die unendliche Erleichterung förmlich anzusehen. Mias Herz war nun wirklich einzigartig. Und es machte die ungewöhnliche »Verkabelung« mit. Anders ihre Lunge. Die machte bald nach dem Eingriff Probleme. Immer wieder sammelte sich in Mias Brust Flüssigkeit. Chylothorax heißt das in der Medizin, eine Sonderform des Pleuraergusses, mit dem wir es in abgeschwächter Form auch schon beim kleinen Tim Schweigert im vorigen Kapitel zu tun gehabt hatten.

Wir mussten die Flüssigkeit über Schläuche ableiten. Pro Tag verlor das gerade mal 25 Kilogramm leichte Mädchen 1,5 Liter. Auch Eiweiß wurde mit der Flüssigkeit aus dem Körper gespült. Mia musste regelmäßig Infusionen bekommen, um nicht zu schwach zu werden. Es war wie verhext, woher kamen diese Einlagerungen? Ich zermarterte mir das Hirn.

Bei einer weiteren Katheteruntersuchung bekam ich schließlich die Antwort: zusätzliche kleine Gefäße hatten sich um Herz und Lunge gebildet, die das Blut umleiteten und die Flüssigkeit anstauten. Sobald wir diese verödet hatten, was per Katheter möglich war, hatte sich auch diese Komplikation erledigt. Nach 51 Tagen durften Magdalena und Roy ihre Mia mit nach Hause nehmen. Eher, als die beiden das eigentlich erwartet hatten, was sie – im positiven Sinn – etwas überrumpelte, aber: »Mia war total glücklich«, freut sich Magdalena. Das Mädchen geht wieder in die Schule, hat kaum Stoff verpasst, da der Großteil des Klinikaufenthalts in den Sommerferien stattfand, und Mia konnte es kaum erwarten, ihre Klassenkameradinnen und -kameraden wiederzusehen. Dass sie aktuell noch sehr auf das Fett in ihren Lebensmitteln achten und deshalb ihr Essen mitnehmen muss, anstatt in der Schulkantine zu essen, ist für sie mehr als in Ordnung. »Sie schaut immer mit mir zusammen auf die Etiketten«, berichtet ihre Mama stolz.

Unglaubliche Rettung – Maries Fall

Es war Ende Februar, Anfang März. Das Wetter hatte sich noch nicht entschieden, ob es schon Frühling werden oder noch Winter bleiben wollte. Draußen war es kalt. Grau. Die Straßen des kleinen Ortes waren beinahe menschenleer. Auch die kleine Marie tobte heute nicht durch den winzigen Garten hinter ihrem Elternhaus. Sie war unten im Wohnzimmer bei ihrer Großmutter und spielte. Erst mit Bauklötzen, dann mit ihren Kuscheltieren, zwischendurch blätterte sie immer wieder in einem ihrer Bilderbücher aus dicker Pappe. Mit ihren drei Jahren konnte sie noch nicht lesen. Aber die bunten Bilder gefielen ihr.

Ihre Oma saß auf dem Sofa und schaute ihr zu, Papa war oben in seinem Büro und arbeitete. Gut, dass sie da waren, Marie mochte Alleinsein nicht. Und von Oma würde es später vielleicht noch ein Stück Schokolade geben. Wie oft, wenn sie sich gut benommen und brav gespielt hatte.

»Marie, gehst du mal eben zum Papa, ich muss was in der Küche machen«, bat Oma sie, als sie gerade mitten in einem Buch über den Bauernhof war. Der rote Traktor tuckerte über das Feld und mähte grüne Stängel, ein Hund flitzte herum, Vögel flatterten am Himmel und hinter dem Traktor sammelten ein Mann und eine Frau die Ernte ein. Marie hätte noch viel zu entdecken gehabt, aber bei Papa oben war es noch spannender. Er hatte einen Computer. Das Mädchen sprang auf und lief aus dem Zimmer, die Großmutter ging in die Küche und dachte sich nichts dabei, als sie eine Tür zuschlagen hörte. »Das wird die oben gewesen sein«, dachte sie sich. Sie lag falsch.

Als sie einige Zeit später ebenfalls nach oben ging, um Marie und ihren Vater zum Essen zu holen, war der allein, kein Kind weit und breit. »Marie ist gar nicht hier gewesen«, rief ihr Vater alarmiert. Die beiden sahen sich kurz erschrocken an, dann waren sie auch schon auf dem Weg die Treppe herunter, rissen im Vorbeigehen ihre Jacken von der Garderobe und rannten zur Tür hinaus, aus der zuvor auch Marie geschlüpft war.

Sie hatte unterwegs ihre Meinung geändert. Computer waren lange nicht so interessant wie der Spielplatz ein paar Straßen weiter, die dritte Komponente ihrer kleinen Welt neben ihrem Zuhause und der Kita. Also war sie – in Hausschuhen und ohne Jacke – die drei Stufen von der Tür hinunter auf den Gehweg getapst. Ein kalter Wind pfiff Marie ins Gesicht, aber der sollte sie nicht vom Schaukeln, Rutschen und Klettern abhalten.

Wenn sie mit Oma zum Spielplatz ging, nahmen sie oft die Abkürzung über die Wiese, die sich direkt neben dem Haus leicht abschüssig zu einem Bachlauf hin erstreckte. Der hatte Marie schon immer besonders fasziniert, auch weil er verboten war. Am Bach wollte sie deshalb unbedingt auf ihrem Weg zum Spielplatz vorbeigehen, jetzt, da es kein Erwachsener verhindern würde. Also stapfte sie los, in ihren Filzpantoffeln über die feuchte Wiese. Hin zum Bach, der um diese Jahreszeit noch eiskalt war.

Der Bach blubberte matschig braun in seinem Bett. Er war weder sonderlich tief, vielleicht einen knappen halben Meter, noch sonderlich breit. Die älteren Kinder aus der Nachbarschaft schafften es mühelos, darüberzuspringen. Marie hatte ihnen schon oft dabei zugesehen, an der Hand ihrer Oma, auf dem Weg zum Spielplatz. Immer wenn sie einen Schritt auf die springenden Kinder zugemacht hatte, hatte die Oma ihre Finger fester um Maries Hand geschlossen und sie mit einem strengen »Du bleibst schön weg vom Wasser, hörst du?« zurückgehalten. Marie hätte gern einmal ausprobiert, ob sie es auch über den Bach schaffen würde.

Heute aber interessierte sie sich weniger für solche athletischen Herausforderungen als für die Steine, die im Bachbett lagen, rund geschliffen vom Wasser. Fast wie Murmeln sahen sie aus, die ein bisschen aus der Form geraten waren. Marie hatte die Steine noch nie gesehen, denn ihre Oma hatte stets penibel darauf geachtet, dass sie mindestens einen Meter Abstand vom Bachbett hielten, von wo aus der Grund des kleinen Baches für Marie nicht zu erkennen war. Nun aber war sie allein, trippelte vorsichtig ganz dicht an den grasigen Uferrand und lugte vorfreudig angespannt hinein.

Besonders angetan hatte es ihr ein heller, fast weißer Stein, ungefähr so groß wie ihre Hand, der im bräunlichen Wasser förmlich zu leuchten schien. Vorsichtig ging Marie am Rand des Bachlaufs in die Hocke. Oma und Papa hatten ihr immer wieder eingeschärft, dass sie am Wasser aufpassen musste. Marie streckte den Arm aus, machte sich ganz lang – da war er, nur Millimeter vor ihren Fingerspitzen ... Als sie das Gleichgewicht verlor, ungebremst nach vorn kippte und das Wasser ihr ins Gesicht schlug, dachte sie noch: »Ui, so kalt!« Dann wurde es dunkel.

*

»Um Gottes willen, bitte nicht!«, schoss es der Großmutter durch den Kopf, als sie die kleine Menschentraube unten auf der Wiese beim Bach erblickte: ein paar Leute in Zivil, aber auch zwei Sanitäter in roter Montur und grellgelben Westen, die sich um etwas scharten, das im nassen Gras lag. Ein Sanitäter, der stehende, hielt eine durchsichtige Flasche mit Schlauch in der Hand und blickte ernst nach unten. Der andere kniete auf dem Boden, sein nach vorn gebeugter Oberkörper führte ruckartige Auf- und Abwärtsbewegungen aus.

Mit wackeligen Beinen näherte sich die Frau der Szene. »Bitte lass es nicht Marie sein«, schickte sie bei jedem Schritt das immer gleiche Stoßgebet zum Himmel. »Bitte lass es nicht Marie sein.« Die Großmutter war instinktiv in Richtung Spielplatz gelaufen, als klar war, dass sich ihre kleine Enkelin nicht mehr im Haus befand. Maries Vater hatte sich in die andere Richtung aufgemacht und würde das Viertel absuchen. An der Kindertagesstätte wollten sie sich wieder treffen. »Wer sie vorher findet, ruft sofort an«, hatten sie vereinbart. Nun aber, als sich die Großmutter dem Bündel auf dem Boden näherte, das immer mehr zu ihrer Enkelin Marie wurde – das fliederfarbene Oberteil, die roten Filzhausschuhe, das blonde Haar –, brachte sie es nicht fertig, das Handy aus der Tasche zu nehmen und ihren Sohn, Maries Vater, anzurufen. Sie wollte schreien, auf das Kind zustürzen und es schütteln. »Wach auf, wach auf!« Stattdessen stand sie da wie erstarrt, und ein Laut stieg aus ihrer Kehle auf, der sich anhörte wie der eines wilden Tieres.

*

In der Universitätsklinik für Kinderkardiologie in Leipzig ging indes über die Leitstelle eine Info ein: Ein zwei bis drei Jahre altes Kind sei nach einem Ertrinkungsunfall unter Reanimation. Wir sollten es in die Kinderherzchirurgie übernehmen, wurde uns mitgeteilt. 20 Minuten später rotierten laut die Blätter des Rettungshubschraubers über der Klinik, als er senkrecht auf dem Landeplatz des Dachs niederging. Helfer stürmten heran, der Wirbel der Rotorblätter riss an ihren Kitteln, und nahmen das Mädchen entgegen, das noch immer wiederbelebt wurde. Eine Stunde und vierzig Minuten hatte es bereits keinen eigenen Kreislauf, keine Atmung, keinen Herzschlag mehr. Die Körpertemperatur lag bei 21,6 Grad Celsius, der pH-Wert bei 6,7 statt 7,3. Bei solchen Werten reanimiert man für gewöhnlich nicht mehr. Das Mädchen war so gut wie tot.

Ich kämpfte mit mir. Sollte ich versuchen, das Mädchen zu retten oder der Natur ihren Lauf lassen? Wenn das Herz-Kreislauf-System so lange stillsteht, wenn ein so kleiner Körper so nah am Tod entlangschrammt, dann ist die Wahrscheinlichkeit hoch, dass schwerste Schäden und Lähmungen bleiben, wenn das Kind überlebt. Es ist meine Verantwortung, zu entscheiden, ob ich dem Mädchen und seiner Familie ein solches Leben zumuten möchte oder nicht.

Die Ersthelfer vor Ort, die Sanitäter – sie alle hatten so lange gekämpft. Bei einem Erwachsenen reanimiert man 30 bis 60 Minuten. Kinder belebt man mitunter länger – ihr Gehirn und ihre Organe sind widerstandsfähiger gegenüber Sauerstoffmangel. Fast zwei Stunden hatten die Helfer um das Leben des kleinen Mädchens gerungen. Ich würde nicht derjenige sein, der es aufgab.

Die niedrige Körpertemperatur könnte sogar eine Chance sein, da sie die Organe und Gefäße schützt. So wie ein Kühlschrank, dessen Inhalt sich aufgrund der Kühle besser hält. Mein Team arbeitete unter Hochdruck. Wir hatten uns zur ECMO-Therapie entschlossen, bei der die Maschine vorübergehend die Funktion von Herz und Lunge übernimmt. Wir verfrachteten das Mädchen in den OP und machten zunächst eine Sternotomie, um das Herz freizulegen und die Maschine anschließen zu können. Sie lief an, problemlos. Mehr als drei Stunden nachdem eine Erzieherin der nahe gelegenen Kita das Mädchen im Bach gefunden und mit der Herzdruckmassage begonnen hatte, war keine Wiederbelebung mehr notwendig. Eine Maschine übernahm nun und fungierte als externes Herz-Kreislauf-System. Das gab uns allerdings nur eine kurze Verschnaufpause.

»Wir müssen die Körpertemperatur hochbekommen«, ordnete ich an, ein Grad pro Stunde sollte es sein, das ist relativ rasch. Eine zu schnelle Erwärmung kann gefährlich sein und zu Schäden führen. Wir legten Katheter in die Venen und Arterien, um Medikamente, Infusionen oder Blutprodukte zuzuführen und den Blutdruck zu überwachen, und einen in die Blase, um Urin abzuleiten. Alles klappte reibungslos, wir sind eingespielt.

Inzwischen waren der Vater und die Oma des Mädchens in der Klinik angekommen. »Sie war nicht länger als fünf Minuten unbeaufsichtigt, höchstens zehn«, beteuerten sie, aufgelöst, aufgeregt. Sie konnten es noch nicht begreifen, was ihrer Tochter, ihrer Enkelin passiert war. Wie ernst die Lage war. Und das war auch gut so, ein sinnvoller Schutzmechanismus, um angesichts des Todes nicht den Verstand zu verlieren.

Das Mädchen lag unterdessen auf der Intensivstation, mit offenem Brustkorb und ans Monitoring angeschlossen: EKG, Blutdruck, Temperatur, Hirnsauerstoffsättigung ... Wir überwachten alle Werte penibel. Und die Kleine war stark. Nach zwei Tagen hatten wir den zarten Körper ganz langsam wieder auf 36 Grad erwärmt. Allein das war schon ein kleines Wunder. Am dritten Tag begannen wir, die Unterstützung durch die Herz-Lungen-Maschine schrittweise wegzunehmen. Wir wollten sehen, ob und wie viel Arbeit die Organe selbst übernehmen können. Das Herz des kleinen Mädchens hatte sich erstaunlich schnell erholt. Es pumpte bereits wieder. Nicht sehr gut, aber gut genug. Die Lunge funktionierte schon wieder voll. Das zweite Wunder. Am vierten und fünften Tag konnten wir die Maschine entfernen und den Brustkorb schließen. An Tag sechs und sieben ließen wir das Kind ganz behutsam aufwachen.

Das Mädchen war noch sehr müde, reagierte aber auf uns und unser sanftes: »Hey, hallo, junge Dame. Zeit aufzuwachen.« Zügig wurde sie immer wacher und klarer. Zu unserer Überraschung konnte sie alles bewegen und antwortete auch auf unsere Fragen nach ihrem Namen, Wohnort oder Alter flott und richtig. Nach drei Wochen entließen wir das Mädchen, das so gut wie tot gewesen war, als gesundes Kleinkind ohne jegliche körperliche oder geistige Einschränkung. Die vollständige Genesung war ein großes Glück. Für uns und für die Familie. Dieser Fall, der so unwahrscheinlich ist, dass er fast ausgedacht sein könnte, zeigt aber auch, wie stark ein so kleines Herz ist. Wie regenerationsfähig dieser Muskel, ohne den wir nicht überleben können, von Anfang an ist. Und das ist doch ein tröstlicher Gedanke.

Warum mein Theater einen Tisch hat, keine Bühne

Februar 2016. Berlin. Das Filmfest Berlinale steigt in der deutschen Hauptstadt. Die Wege vor dem Berlinale Palast sind mit rotem Teppich ausgelegt. Hinter den Absperrgittern drängen sich Fans, Journalisten mit Mikrofonen, Kameraleute mit riesigen Geräten auf der Schulter und Fotografen, die mit ihren Apparaten ein Blitzlichtgewitter abfeuern. Ihr Ziel: Stars wie Bjarne Mädel, Anke Engelke, Julia Jentsch zu erwischen. Für ein Foto, einen Kommentar, eine Szene, die sich in den Boulevardmagazinen der Fernsehsender gut machen. Auch Meryl Streep und George Clooney sind da. Sie sind extra zur Berlinale aus Amerika eingeflogen. Dazwischen: ich. Martin Kostelka. Kinderherzchirurg. Scheinwerfer, wie sie hier überall stehen, kenne ich aus vagen Kindheitserinnerungen. Wenn ich meinen Vater zu einer Premiere begleiten durfte oder ans Filmset.

Das Licht, das ich kenne und mit dem ich mehrmals pro Woche arbeite, sitzt über dem Vergrößerungsglas meiner Operationsbrille. Es stellt keine Stars ins Rampenlicht, sondern beleuchtet das, was ich sehen muss, um Leben zu retten; um Leben anzustoßen, das sonst keine Chance hätte. Jetzt habe ich die Seite gewechselt. An diesem Abend stehe ich im Blitz- und Scheinwerferlicht statt hinter der OP-Lampe. Denn ich habe in einem Film mitgewirkt. 24 *Wochen* heißt er und dreht sich um ein Paar, bei dessen zweitem, noch ungeborenem Kind nach 24 Wochen Schwangerschaft ein schwerer Herzfehler und das Downsyndrom diagnostiziert wird. Ich spiele den Arzt, der sie in der Entscheidung berät, abzutreiben oder das Kind zu behalten. Es ist kein Unterhaltungsfilm. Er ist traurig, einige Szenen sind schwer anzusehen, selbst für mich, der seit Jahrzehnten mit Leben, Tod und schweren Entscheidungen konfrontiert ist.

Für diesen Auftritt habe ich kein Honorar bekommen, nur zwei Wurstbrötchen am Set. Bei den Aufnahmen habe ich einen Arztkittel getragen, den ich aus meinem Büro mitgebracht hatte. Der Dreh war nicht glamourös oder lukrativ. Ob ich die Rolle spielte oder nicht, würde weder für mich noch für die Filmwelt einen Unterschied machen. Aber ich wollte dabei sein. Weil mir der Film inhaltlich gefiel und weil das Schauspiel-Gen, das ich von meinem Vater geerbt habe, gleich anfing zu vibrieren, als ich die Anfrage bekam.

Wenn es der Film ins Berlinale-Hauptprogramm schafft, dann laden sie mich nach Berlin ein, hatte die Crew versprochen. Am Ende hat er sogar den Silbernen Bären bekommen. Mein Vater, der damals noch lebte, freute sich für mich und scherzte: »Mein Sohn und Kryštof Hádek sind die einzigen tschechischen Schauspieler, die jemals bei der Berlinale einen Preis bekommen haben.« Irgendwie schloss sich damit ein Kreis für mich: Vater und Sohn, Schauspielerei und Chirurgie. Ganz unterschiedliche Welten, vereint in Menschen, in deren Adern das gleiche Blut fließt. Das fühlte sich gut an. Mir war nach Feiern.

Nach der Vorführung habe ich auf der After-Show-Party bis sechs Uhr morgens getanzt – mit wenig Alkohol, wie immer. Drei Stunden später stand ich auf einer anderen Bühne. Am Sprecherpult eines Kongresses, auf dem ich einen Vortrag halten sollte. Ich wurde angekündigt mit: »... und direkt von der Berlinale kommt nun zu uns ...« Die Menschen im Publikum applaudierten und lachten.

Bei der Vorführung am Vorabend hatten die 700 Menschen, die im Kinosaal saßen, geweint. Und als ich mit den anderen am Film Beteiligten auf der Bühne stand, vor der mit einem dicken Vorhang verhängten Leinwand, und ein bisschen nach vorn geschubst wurde, weil ich an der Reihe war, mich zu verbeugen, da klatschten die Leute auch. Sie applaudierten für Martin Kostelka, den Schauspieler. Aber ich verzeichnete den Applaus als Anerkennung für Martin Kostelka, den Kinderherzchirurgen. Wäre ich nicht der, der ich bin, hätte ich die Rolle nicht angeboten bekommen. Es war ein Auftritt, der meinem Ego geschmeichelt hat. Trotzdem möchte ich kein Schauspieler sein. Nicht mehr. Ich möchte nicht berühmt sein dafür, dass ich jemand anderen verkörpere. Denn ich bin stolz darauf, was ich bin: ein Mann, dessen Werk keine Leinwand braucht und bei dem nur eine winzige Lampe eine fragile Bühne ausleuchtet. Jemand, der in seiner Karriere einige bedeutende herzchirurgische Chefärzte ausgebildet hat: Professor Tommy Walther in Frankfurt am Main, Professor Ardawan Rastan in Rotenburg und Marburg, Mi-Young Cho, die heutige Stellvertreterin der Kinderherzchirurgie in der Charité in Berlin, Professor Farhad Bakhtiary, einer der besten Herzchirurgen deutschland- und europaweit, der heute Chefarzt des Herzzentrums der Uniklinik in Bonn ist. Weiter- und Ausbildung war eine meiner Prioritäten in Leipzig – und eines steht für mich fest: Das *theatre* ist meine Mission. Aber nicht das mit Vorhang und Scheinwerfern. Meine Bühne ist der Operationssaal. Und das wird er immer bleiben.

GLOSSAR

Anastomose: durch Operation geschaffene Verbindung zwischen zwei Gefäßen

Aorta: Hauptschlagader

Aortenklappe: Klappe der Hauptschlagader

Aortenisthmusstenose: Einengung des Bogens der Hauptschlagader

Arterie: Schlagader, die das Blut vom Herz wegführt

Atresie: angeborener oder erworbener Verschluss eines Hohlorgans oder einer Körperöffnung

Atrium: Vorhof

Banding: Einengung durch ein Band

Dilatation: pathologische Erweiterung

Drainage: Abführen des Blutes und Ergusses nach der OP mit einem Silastik-Schlauch

ECMO (Extrakorporale Membranoxygenierung): mechanische Kreislaufunterstützung, externe Herz-Lungen-Maschine

Embolie: Verstopfung mit Gerinnsel oder Luft

Endokarditis: bakterielle Entzündung der Herzinnenhaut

Fontan-OP: Operation für Kinder, die nur eine funktionsfähige Herzkammer haben

Glenn-OP: Verbindung der oberen Hohlvene mit der rechten Lungenschlagader
Gore-Tex: Prothesen-Kunstmaterial
Herzklappeninsuffizienz: Undichtigkeit
HLM: Herz-Lungen-Maschine
Inzision: Aufschneiden
Kardiomyopathie: pathologische Herzdilatation (krankhafte Erweiterung/Vergrößerung)
Kardioplegie: Lösung für den Herzstillstand
Kommissurotomie: Spalten der Taschen der Klappe
Konduit: Prothese mit Klappe
Koronaarterie: Kranzarterie
Mitralklappe: Klappe der linken Herzkammer
Myokarditis: Entzündung des Herzmuskels
Norwood-OP: dreistufige Herzoperation (Norwood I, Glenn und Fontan)
Patch: Flicken aus Gewebe
Perikard: Herzbeutel, der das Herz umschließt
Plastik: Flicken, Erweiterung
Pulmonalarterie: Lungenschlagader
Pulmonalklappe: Klappe der Lungenschlagader
Resektion: Herausschneiden
Senning-OP: Vorhofumkehr-OP, physiologische Korrektur der Transposition, räumliche Verlagerung des Flusses an der Vorhofebene
Sepsis: Blutvergiftung
Septum: Scheidewand
Shunt: Umleitung mit Kunstprothese
Single Ventrikel: Einkammerherz
Stenose: Einengung
Sternum: Brustbein

Switch-OP: anatomische Korrektur der Transposition, räumliche Verlagerung der großen Gefäße

TCPC *(total cavo-pulmonary connection)*: Verbindung der unteren Hohlvene über eine Kunstprothese mit der rechten Lungenschlagader

Thorakotomie: seitliche Öffnung des Thorax

Thorax: Brustkorb

Transposition: Vertauschung der Ursprünge von Körperschlagader und Lungenschlagader am Herz

Trikuspidalklappe: Klappe der rechten Kammer

Vene: Blutader, die sauerstoffarmes Blut transportiert

Ventrikel: Kammer, Pumpkammer

ÜBER DEN AUTOR

Professor MUDr. Martin Kostelka ist Chefarzt der Kinderherzchirurgie am international renommierten Herzzentrum Leipzig. Der gebürtige Prager perfektionierte in London, San Francisco, Boston und Los Angeles seine eigene operative Methode, bevor er 1998 nach Leipzig geholt wurde, um die kinderherzchirurgische Abteilung am dortigen Herzzentrum mit aufzubauen. Inzwischen hat Professor Kostelka bereits über 10 000 Operationen durchgeführt, weit mehr als üblich. In eingespielter Zusammenarbeit mit den Kollegen der Kinderkardiologie, Kinderanästhesie, Kardiotechnik und der Kinderintensivstation strebt sein Team beständig danach, die Behandlung der Kinder zu optimieren. Dadurch erreichen sie ihre überdurchschnittliche, europaweit außergewöhnliche Erfolgsquote von 98,5 Prozent in der frühen postoperativen Phase. Professor Kostelka lebt in Leipzig und Prag.

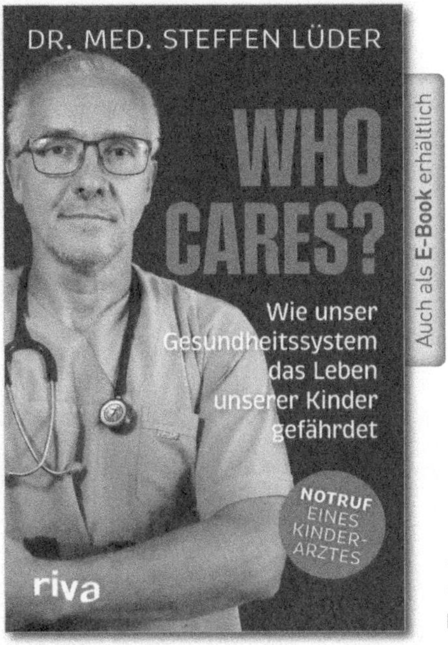

144 Seiten
15,00 € (D) | 15,50 € (A)
ISBN 978-3-7423-2587-7

Steffen Lüder

Who cares?

Wie unser Gesundheitssystem das Leben unserer Kinder gefährdet. Notruf eines Kinderarztes

»Ich glaube, es ist nur eine Frage der Zeit, bis das erste Kind in einer Berliner Kinderklinik aufgrund dieser Überlastungssituation stirbt.« Was klingt wie Panikmache, ist das realistische Fazit des erfahrenen Kindermediziners Dr. Steffen Lüder – und nicht weniger als ein Skandal. Verzweiflung vor den Praxen, Wartezeiten von bis zu zehn Stunden, fehlende Husten- und Fiebersäfte, Bettenmangel auf Kinderintensivstationen und überlastete Kinderärzt*innen – es sind die dramatischen Symptome eines Systems, das schon lange in der Krise steckt. Gerade die jüngsten und schutzbedürftigsten Menschen kommen in unserem Gesundheitssystem zu kurz. Trotz zahlreicher Warnrufe vonseiten der Ärzt*innen scheint es in der Politik allerdings noch immer kein Bewusstsein für Ausmaß und Dringlichkeit dieses Missstands zu geben. Dem tritt Dr. Lüder mit seinem aufrüttelnden Buch entschieden entgegen.

riva